Sterben, Tod und Trauer im OP

Ellen Rewer · Anika Düpjohann

Sterben, Tod und Trauer im OP

Für Lehre und Praxisanleitung in der ATA- und OTA-Ausbildung

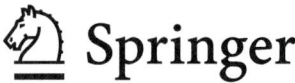

Ellen Rewer
Oelde, Deutschland

Anika Düpjohann
Drensteinfurt, Deutschland

ISBN 978-3-662-70317-5   ISBN 978-3-662-70318-2 (eBook)
https://doi.org/10.1007/978-3-662-70318-2

Die Deutsche Nationalbibliothek verzeichnet diese Publikation in der Deutschen Nationalbibliografie; detaillierte bibliografische Daten sind im Internet über https://portal.dnb.de abrufbar.

© Der/die Herausgeber bzw. der/die Autor(en), exklusiv lizenziert an Springer-Verlag GmbH, DE, ein Teil von Springer Nature 2025

Das Werk einschließlich aller seiner Teile ist urheberrechtlich geschützt. Jede Verwertung, die nicht ausdrücklich vom Urheberrechtsgesetz zugelassen ist, bedarf der vorherigen Zustimmung des Verlags. Das gilt insbesondere für Vervielfältigungen, Bearbeitungen, Übersetzungen, Mikroverfilmungen und die Einspeicherung und Verarbeitung in elektronischen Systemen.
Die Wiedergabe von allgemein beschreibenden Bezeichnungen, Marken, Unternehmensnamen etc. in diesem Werk bedeutet nicht, dass diese frei durch jede Person benutzt werden dürfen. Die Berechtigung zur Benutzung unterliegt, auch ohne gesonderten Hinweis hierzu, den Regeln des Markenrechts. Die Rechte des/der jeweiligen Zeicheninhaber*in sind zu beachten.
Der Verlag, die Autor*innen und die Herausgeber*innen gehen davon aus, dass die Angaben und Informationen in diesem Werk zum Zeitpunkt der Veröffentlichung vollständig und korrekt sind. Weder der Verlag noch die Autor*innen oder die Herausgeber*innen übernehmen, ausdrücklich oder implizit, Gewähr für den Inhalt des Werkes, etwaige Fehler oder Äußerungen. Der Verlag bleibt im Hinblick auf geografische Zuordnungen und Gebietsbezeichnungen in veröffentlichten Karten und Institutionsadressen neutral.

Planung/Lektorat: Ulrike Hartmann
Springer ist ein Imprint der eingetragenen Gesellschaft Springer-Verlag GmbH, DE und ist ein Teil von Springer Nature.
Die Anschrift der Gesellschaft ist: Heidelberger Platz 3, 14197 Berlin, Germany

Wenn Sie dieses Produkt entsorgen, geben Sie das Papier bitte zum Recycling.

Vorwort

Liebe Leserinnen und Leser,
obwohl sich dieses Buch in erster Linie an Lehrkräfte innerhalb der ATA- und OTA-Ausbildung richtet, ist es auch ein Buch für die Praxis. Auf Grundlage dieses Buches können Praxisanleitende im OP und weiteren Funktionsabteilungen das Thema Sterben und Tod in den Anleitungsprozess integrieren.

Aussagen von Auszubildenden wie „als jemand gestorben ist, habe ich keine geeigneten Gesprächspartner gehabt" oder wie „ich fühle mich mit der Thematik Sterben und Tod überfordert" haben uns zu diesem Buch bewogen. Natürlich gibt es im Gegensatz dazu auch die Auszubildenden, die sehr gut aufgefangen werden – dass wollen wir nicht unerwähnt lassen.

Wir hoffen, dass das Buch Ihnen in der Lehre und in der Praxis eine Hilfestellung bietet und Sie mit Freude und Erfolg Ihren Unterricht und die praktische Ausbildung gestalten.

Die beispielhafte Arbeits- und Lernaufgabe sowie die unterschiedlichen Lernsituationen sollen Sie unterstützen, die schwierige Thematik Sterben und Tod aufzunehmen.

Dieses Buch ist das Ergebnis der Zusammenarbeit und Unterstützung vieler Menschen. Großer Dank gebührt Frau Ulrike Hartmann vom Springer-Verlag, die mit ihrer Expertise und Engagement dieses Projekt begleitet und unterstützt hat. Ein weiterer Dank gilt dem Korrektorat des Springer-Verlages für die sorgfältige Überprüfung der Manuskripte. Schließlich möchten wir uns noch bei Britta Vornholz bedanken, deren scharfer Blick das Manuskript verbessert hat.

Unser ganz besonderer Dank gilt unseren Familien, die uns unermüdlich bis zum heutigen Tage begleitet haben. Ohne Euer bedingungsloses Verständnis und Eure stetige Unterstützung wäre dieses Buch nicht möglich gewesen. Eure Geduld und Eure Liebe hat uns in den vielen Stunden des Schreibens sowie in der Auseinandersetzung mit der äußerst sensiblen Thematik getragen.

Ein großes Dankeschön geht auch an unsere Leserinnen und Leser. Die Rückmeldungen auf die vorherigen Bücher sind der Grund, warum wir weiterschreiben. Wir wünschen Ihnen viel Kraft und insbesondere Mut, die Ratschläge dieses Buches in der praktischen sowie theoretischen Ausbildung umzusetzen.

Februar 2025
Ellen Rewer
Anika Düpjohann

Inhaltsverzeichnis

1	**Sterben im OP – ein Thema?**		1
1.1	Begegnung mit Sterbenden im OP		1
	1.1.1	Elisabeth Kübler-Ross und die Sterbephasen	2
	1.1.2	Definition Tod	3
	1.1.3	Feststellung des Todes	4
1.2	Sterben und Tod im OP		5
1.3	Die besondere Situation: Organentnahme im OP		7
1.4	Erleben von Mitarbeitenden im OP		10
	1.4.1	Second Victims	10
	1.4.2	Mögliche Hilfen für Betroffene	11
	Literatur		13
2	**Sterben und Tod im Anleitungsprozess berücksichtigen**		17
2.1	Das Thema in der praktischen Ausbildung		17
2.2	Selbstreflexion durchführen		19
2.3	Fremdreflexion anregen		21
2.4	Arbeits- und Lernaufgaben erstellen		21
	2.4.1	Arten von Arbeits- und Lernaufgaben	22
	2.4.2	Konkrete Umsetzung	22
	2.4.3	Beispielhafte Arbeits- und Lernaufgabe „Die Sterbephasen nach Kübler – Ross kennenlernen und relevante Bezüge für eigene Tätigkeiten ableiten"	23
	2.4.4	Beispielhafte Arbeits- und Lernaufgabe „Organspende – was ich darüber weiß"	23
2.5	Aufklärungsarbeit leisten		28
	Literatur		28
3	**Sterben und Tod im theoretischen und praktischen Unterricht berücksichtigen**		31
3.1	Lernsituation erstellen		31
	3.1.1	360°-Analyse	34
	3.1.2	360°-Analyse zum Thema „Sterben und Tod"	35
	Literatur		45

4 Beispielhafte Lernsituation „Sterbende und verstorbene Menschen würdevoll begleiten" 47
  Literatur. 70

5 Beispielhafte Lernsituation: „Sterbende Kinder und ihre Bezugspersonen würdevoll begleiten" 73
  Literatur. 82

6 Beispielhafte Lernsituation „Organspende". 83
  Literatur. 99

Über die Autoren

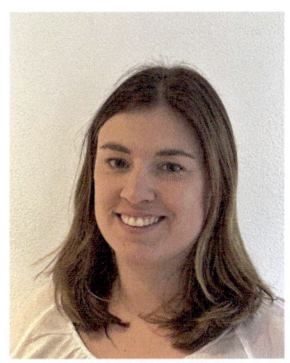

Anika Düpjohann Berufspädagogin im Gesundheitswesen (M.A.), Lehrkraft in der Pflegefachfrau/Pflegefachmann Ausbildung, Gesundheits- und Krankenpflegerin, wohnhaft in Drensteinfurt

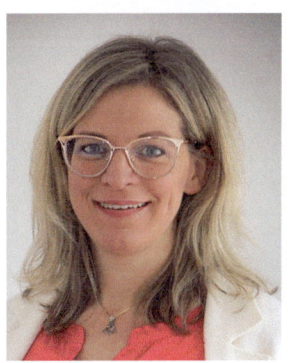

Ellen Rewer Berufspädagogin im Gesundheitswesen (M.A.), freiberufliche Dozentin im Rahmen von Pflichtfortbildungen für Praxisanleiter*innen, Lehrkraft in der ATA-/ OTA-Ausbildung Fachkrankenpflegekraft im Operationsdienst, Praxisanleiterin, wohnhaft in Oelde

Sterben im OP – ein Thema? 1

Zusammenfassung

Vor jeder Operation bedarf es einer Risikoeinschätzung für eine sichere, perioperative Versorgung von Patienten. Die Patienten sind bei der Übernahme in den OP nicht immer nüchtern, was insbesondere bei Notfallsituationen der Fall ist. Im OP haben alle gemeinsam das Ziel, den Patienten im Sinne der Wiederherstellung der Gesundheit optimal zu versorgen, was in den meisten Fällen gelingt. Doch manchmal gelingt dieses nicht – Patienten versterben auch mal im Operationssaal.

1.1 Begegnung mit Sterbenden im OP

Die umfassende Begleitung von sterbenden Menschen erfordert es, ein Verständnis von den vielfältigen, psychischen Reaktionen Sterbender zu entwickeln. Vielleicht fragen sie sich jetzt, was Sie im OP eigentlich mit den Sterbephasen zu tun haben? Insbesondere bei Palliativ-Eingriffen treffen Sie auf Patienten, die sich in den unterschiedlichen Sterbephasen befinden können. Hier ist es bereits beim Einschleusen von besonderer Bedeutung, mit diesen Menschen situations- und adressatengerecht zu kommunizieren. In der Einleitung benötigen Sie enorme Empathie und Sie sollten in der Lage sein, Reaktionen und Bedürfnisse von Sterbenden wahrzunehmen, um darauf eingehen zu können.

Im OP gilt es, Patienten keine falschen Versprechungen zu machen, sondern professionell zu bleiben. Seminarteilnehmer berichteten, dass sie in Pausenablösungen mit den Phasen konfrontiert worden seien. So wurden Stimmungsschwankungen sowie weinerliche und zornige Patienten erlebt. Nachdem sie sich mit den Phasen beschäftigt haben, konnten sie die Reaktion der Patienten nachvollziehen und für sich Möglichkeiten im Umgang mit dieser Patientengruppe entwickeln. Im Folgenden stellen wir Ihnen die Sterbephasen von Elisabeth Kübler-Ross, mit Empfehlungen in der Kommunikation in den einzelnen Sterbephasen dar.

1.1.1 Elisabeth Kübler-Ross und die Sterbephasen

Elisabeth Kübler-Ross hat Ende der 60er Jahre Interviews mit sterbenden Menschen geführt. Hierbei ist ihr aufgefallen, dass viele der palliativen Patienten einen Reifeprozess durchlaufen, in welchem sie sich bewusst mit dem Tod und dem Sterben auseinandersetzen. Dieser innere Prozess verlief bei den Patienten häufig sehr ähnlich, sodass Frau Kübler-Ross daraus ein Modell entwickelt hat, in dem sie fünf verschiedene Phasen beschreibt.

Nicht-wahrhaben-wollen
In dieser ersten Phase steht der Betroffene unter Schock und möchte die palliative Diagnose nicht wahrhaben. Es kann zudem sein, dass der Betroffene von einer Fehldiagnose ausgeht. Manche Patienten ziehen sich zurück, andere leugnen die Diagnose und verlangen weitere Untersuchungen.

Hier ist es wichtig, Gesprächsbereitschaft zu zeigen, aber dennoch die Wünsche des Betroffenen zu akzeptieren und kein Gespräch aufwingen zu wollen. Der Patient muss seine Diagnose erst verarbeiten und benötigt dafür Zeit, die ihm unbedingt zugestanden werden sollte.

Zorn und Wut
In dieser Emotionsphase begreift der betroffene Mensch die Diagnose, wird möglicherweise wütend und hadert mit allem. Einige Betroffene stellen sich womöglich die Frage, warum ausgerechnet sie selbst betroffen sind und beschuldigen ihr soziales Umfeld oder machen sich Selbstvorwürfe. Die Wut kann sich aber auch gegen andere Dinge richten. So ist es möglich, dass den Betroffenen nichts recht gemacht werden kann, dass das Essen nicht schmeckt, das Personal unfähig ist oder die Behandlung schlecht ist.

Es ist wichtig zu wissen, dass die Wut der Patienten sich nicht gegen die Persönlichkeit des Personals richtet. Äußerungen sollten nicht persönlich genommen werden, sondern die Wut des Patienten sollte mit Verständnis und der Bereitschaft zuzuhören begegnet werden.

Verhandeln
In der Phase des Verhandelns ist der Tod als unausweichlich erkannt worden, allerdings hat der Betroffene dennoch einen Funken Hoffnung. So kann es sein, dass Sterbende Versprechungen machen, um einen Aufschub zu erhalten, damit ein gewisses Ereignis noch miterlebt werden kann. Es wird vielleicht der Lebensstil verändert, um so Lebenszeit zu gewinnen. Der Verhandlungspartner ist hierbei häufig das Schicksal oder Gott. Einige Betroffene feilschen mit den behandelnden

Ärzten, zum Beispiel um andere Therapien zu erhalten oder sie versprechen bereitwillig an den Therapien teilzunehmen.

Die Hoffnungen der Patienten können an dieser Stelle aus medizinischer Sicht unrealistisch sein, nichtsdestotrotz ist es von Bedeutung, dem Patienten die (unrealistische) Hoffnung weder zu nehmen noch ihn in dieser zu bestärken.

Depression
In dieser vierten Phase verliert der Patient die Hoffnung, den Tod noch abwenden zu können. Der Patient ist traurig und verfällt in eine Art Depression. Er trauert um den Verlust, all der Dinge, die er nicht mehr erleben wird oder die er verpasst hat. Es ist möglich, dass der Betroffene Dinge bereut und Schuldgefühle wegen gemachter Fehler hochkommen. In dieser Phase beschäftigen sich viele Sterbende mit den Dingen, die sie noch erledigen müssen, wie z. B. ein Testament verfassen oder das Aussprechen mit zerstrittenen Personen. Außerdem kann es sein, dass der Sterbende sich sozial zurückzieht und stiller wird.

Es ist wichtig, dass die Traurigkeit des Sterbenden zugelassen wird und diese nicht relativiert wird, sondern dieser mit Verständnis und Einfühlungsvermögen begegnet wird. Des Weiteren sollten dem Sterbenden möglichst seine (letzten) Wünsche erfüllt werden.

Akzeptanz
Der Sterbende erwartet in dieser fünften und letzten Phase seinen Tod und kämpft nicht mehr dagegen an. In dieser Phase ist der Betroffene müde und schläft viel.

Vielleicht hat der Sterbende Wünsche, wie zum Beispiel Musik hören oder eine Kerze anzuzünden, dieses sollte mit dem Sterbenden besprochen werden. Es besteht aber auch die Möglichkeit, dass der Betroffene nicht gestört werden will, dieser Wunsch sollte ebenfalls akzeptiert werden.

Es ist allerdings zu beachten, dass sterbende Menschen nicht zwangsläufig jede Phase durchleben oder die Phasen in der gleichen Reihenfolge durchlaufen. Nicht jeder Patient fängt bei Phase eins an und endet in der Phase der Akzeptanz. Einige Patienten überspringen Phasen oder gehen wieder in eine vorherige Phase zurück. Es ist möglich, dass sterbende Patienten die Phase der Akzeptanz nie erreichen. Zu beachten ist, dass nicht nur die sterbenden Patienten, sondern auch deren Angehörigen, die beschriebenen Phasen durchlaufen können.

1.1.2 Definition Tod

Der Tod wird unterteilt in den klinischen Tod, den irreversiblen Hirnfunktionsausfall (Hirntod) und den biologischen Tod.

Klinischer Tod
Der klinische Tod tritt ein, wenn die Atmung aussetzt und das Herz aufhört zu schlagen. Bei rechtzeitig eingeleiteten Reanimationsmaßnahmen kann der klinische Tod unter Umständen wieder rückgängig gemacht werden.

Irreversibler Hirnfunktionsausfall
Der irreversible Hirnfunktionsausfall – auch Hirntod genannt – geht einher mit dem Verlust aller Gehirnfunktionen, die Kreislauffunktion kann durch intensivmedizinische Maßnahmen über einen gewissen Zeitraum aufrechterhalten werden. Obwohl der Kreislauf des Patienten aufrechterhalten wird, ist der Tod bereits eingetreten. Ursache eines irreversiblen Hirnfunktionsausfalls können primäre oder sekundäre Hirnschäden sein. Ein primärer Hirnschaden betrifft das Gehirn direkt, ein sekundärer Hirnschaden entsteht durch Sauerstoffmangel, z. B. durch einen Herzinfarkt.

Biologischer Tod
Nach dem Ausfall von Atmung und Kreislauf kommt es zum Ausfall der Organe, was als biologischer Tod bezeichnet wird. Im weiteren Verlauf kommt es zur Ausbildung von sicheren Todeszeichen.

Todeszeichen
Nach dem Eintritt des Todes kommt es zu sicheren und unsicheren Todeszeichen.
Unsichere Todeszeichen sind u. a.

- Bewusstseinsverlust
- Fehlende Spontanatmung und Puls
- Erschlaffte Muskulatur
- Fehlende Hirnstammreflexe
- Blasse und kühle Haut

Sichere Todeszeichen sind u. a.

- Totenflecken/Leichenflecken (Livores), diese entstehen ca. 30–60 min nach dem Kreislaufstillstand, durch Absacken des Blutes
- Leichenstarre, Totenstarre (Rigor mortis), diese tritt ca. 2–12 h nach dem Tod ein. Die Leichenstarre beginnt am Kiefer und breitet sich nach unten aus. Nach einigen Tagen löst sich diese Starre wieder.
- Verwesung/Fäulnis
- Verletzungen, die mit dem Leben nicht vereinbar sind

1.1.3 Feststellung des Todes

Nur ein approbierter Arzt darf in Deutschland den Tod eines Menschen feststellen und dokumentieren. Bei jedem Todesfall wird eine Leichenschau durch die Mediziner durchgeführt, hier existieren zum Teil abweichende Regelungen in den Bundesländern. Im Allgemeinen gilt aber, dass während der Leichenschau folgende Feststellungen getätigt werden müssen:

- Tod
- Todeszeit
- Todesart
- Todesursache
- Personalien des Verstorbenen

Die Leichenschau sollte so schnell wie möglich durchgeführt werden, im Regelfall findet diese am Auffindungsort der Leiche statt. Bei einer Leichenschau muss die Leiche normalerweise entkleidet werden, die Körperöffnungen inspiziert und Verbände und Pflaster entfernt werden.

Um den Tod eines Menschen zweifelsfrei festzustellen, muss mindestens eines der sicheren Todeszeichen vorliegen.

Der Todeszeitpunkt ist anhand verschiedener Merkmale festzustellen, ist aber trotzdem zuweilen schwierig einzugrenzen. Hier können Angaben von Angehörigen zur Einschätzung hinzugezogen werden, ebenso aber auch die Ausbreitung der Totenflecke, der Totenstarre und die Körpertemperatur.

Die Todesursachen sind im Regelfall auf Krankheiten, Verletzungen oder Vergiftungen, die den Tod unmittelbar verursacht haben, einzugrenzen. In einigen Fällen ist die Todesursache bei einer Leichenschau nicht festzustellen und muss dementsprechend als unbekannt angegeben werden.

Als Todesarten kommen drei Rubriken infrage:

- natürlicher Tod
- unklar, ob natürlicher oder nichtnatürlicher Tod
- nichtnatürliche Tod

In einigen Bundesländern existieren abweichende Formulierungen für diese drei Rubriken, zum Beispiel kann die Rubrik ungeklärte Todesart anders benannt werden oder gänzlich fehlen.

1.2 Sterben und Tod im OP

Mitarbeitende im OP werden mit Menschen aller Altersstufen konfrontiert. Denkt man an Sterben und Tod, wird vorrangig an ältere oder alte Menschen gedacht. Doch auch junge Menschen oder Kinder können im OP versterben. Im Jahr 2022 verstarben deutschlandweit 457.700 Patienten im Krankenhaus. Gestorben wird im Operationssaal hauptsächlich in Akutsituationen. In diesen Situationen müssen alle Mitarbeitenden funktionieren. Aber auch bei Routineoperationen kann es zu Komplikationen kommen, die zum Tod führen. Bevor wir auf Möglichkeiten nach solch einem Erlebnis für das OP-Team eingehen, möchten wir Ihnen einige beispielhafte Situationen aufzeigen, wie es überhaupt dazu kommen kann, dass Menschen im OP versterben.

Tod bei Notfällen im OP
Die Sektion Notfall- und Intensivmedizin und Schwerverletztenversorgung der Deutschen Gesellschaft für Unfallchirurgie e. V. zählte im Jahr 2022 insgesamt 38.545 Fälle, von denen 3771 (12 %) Patienten an den Folgen ihres Unfalls gestorben sind (Sektion Notfall- und Intensivmedizin und Schwerverletztenversorgung der Deutschen Gesellschaft für Unfallchirurgie e. V., 2023). Die primäre Akutbehandlung findet im Schockraum statt, die Sicherstellung der Herz-Kreislauf-Funktion steht hierbei im Mittelpunkt, bevor es dann in den OP-Saal geht. Notfälle kommen häufig in den Abend- oder Nachtstunden in den Operationssaal, insbesondere tritt dieses auf Verkehrsunfälle zu. Typische Notfälle sind Frakturen, Schädel-Hirn-Trauma oder Beckenverletzungen. Bei diesen Operationen steht das gesamte OP-Team unter großer Verantwortung und Zeitdruck. Das Team hat das gemeinsame Ziel, die Patienten optimal zu versorgen, doch manchmal ist solch eine Situation aussichtslos. Der Patient verstirbt auf dem OP-Tisch.

Tod bei Routineeingriffen
In einigen Häusern beginnt die Arbeit von OP-Fachkräften schon vor dem eigentlichen Eingriff. An der Schleuse wird der Patient übernommen, anhand bestehender Standards positioniert und in den Einleitungsraum gebracht. Der Patient wird intubiert, gelagert, es erfolgt ein Team-Time-Out und die Operation beginnt. Alles verläuft nach Plan, bis es zu schwerwiegenden Komplikationen kommt, die in etwa 0,4–0,8 % zum Tod führen können (Gottschalk et al., 2011). Unbekannte Begleiterkrankungen oder anaphylaktische Reaktionen, die während der Routineoperation das erste Mal auftreten, können hierfür ursächlich sein.

Bei letzterem steht die Kreislaufstabilisation durch Katecholamingabe im Vordergrund, aber auch hierbei ist manchmal eine Situation aussichtslos und der Patient verstirbt auf dem OP-Tisch.

Eine weitere Komplikation ist zum Beispiel die maligne Hyperthermie, eine seltene pharmakogenetische Stoffwechselstörung, welche zum Tod führen kann. Allerdings liegt die Mortalität seit Einführung von Dantrolen bei unter 5 % (Vagts et al., 2018).

Bei Routineoperationen kann es zu akuten Blutungen kommen. Es gibt unterschiedliche Blutstillungsverfahren, doch kann es mal vorkommen, dass Blutungen zu stark sind und nicht gestillt werden können. Blutungen entstehen durch Gefäßverletzungen und können zum hämorrhagischen Schock führen, was eine vitale Bedrohung impliziert.

Geburt und Tod liegen oftmals nah beieinander. Auch bei einer schwangeren Patientin kann es zum unvorhersehbaren Ereignis im OP kommen. Zur Routineoperation gehört häufig die geplante Sectio caesarea. Insbesondere Blutungen, unter anderem durch Rupturen des Uterusmyometriums, wo die Letalität für Mutter bei etwa 10 % liegt, können hierbei zum Tod führen (Lignitz, 2023).

1.3 Die besondere Situation: Organentnahme im OP

Die deutsche Stiftung Organtransplantation (DSO) ist verantwortlich für die Koordinierung der Organspenden. Die Organentnahme gleicht einer Operation am lebenden Menschen. In diesem Fall sprechen wir in der Operationsabteilung von einer Explantation, die im Jahr 2022 in Deutschland 869 Mal stattgefunden hat. Die aktuelle Zahl im Jahr 2023 liegt bei 965 postmortalen Organspendern, was demnach als Steigerung zu betrachten ist (Bundeszentrale für gesundheitliche Aufklärung, 2023).

Grundvoraussetzung für eine postmortale Organspende ist der irreversible Ausfall der Hirnfunktion. Die Feststellung des Todes darf nur von Ärzten vorgenommen werden, die weder an der Explantation noch an der Transplantation beteiligt sind. Zulässig ist eine Organentnahme nach dem Transplantationsgesetz § 3, wenn

- der Organspender in die Entnahme eingewilligt hatte,
- der Tod des Organspenders festgestellt ist,
- der Eingriff durch einen Arzt durchgeführt wird.

Unzulässig hingehen ist eine Organentnahme, wenn

- der Organspender der Organ- oder Gewebeentnahme widersprochen hatte,
- der Tod des Organspenders nicht festgestellt ist.

Der Arzt hat den nächsten Angehörigen des Organspenders über die beabsichtigte Organentnahme zu unterrichten. Ablauf und Umfang der Organentnahme müssen von der entnehmenden Person aufgezeichnet werden. Der nächste Angehörige hat das Recht auf Einsichtnahme und kann eine Person seines Vertrauens hinzuziehen.

▶ Liegt keine schriftliche Verfügung des Patienten zur Organspende vor, werden die nächsten Angehörigen von den behandelnden Ärzten nach dem bekannten oder mutmaßlichen Willen des Verstorbenen befragt. Der nächste Angehörige ist nur dann zu einer Entscheidung nach Transplantationsgesetz § 4 befugt, wenn er in den letzten zwei Jahren vor dem Tod des möglichen Organ- oder Gewebespenders persönlichen Kontakt hatte.

Der Organspender und seine Angehörigen
Um die Qualität der Transplantatorgane zu erhalten, muss der Organspender gezielt intensivmedizinisch behandelt werden. Diese intensive Phase ist für das gesamte Team meist genauso belastend wie für die Angehörigen.

Die DSO berät und unterstützt bei den Angehörigengesprächen und der Angehörigenbetreuung. Es gilt einfühlsam mit den Angehörigen zu reden, denn häufig leiden diese unter Ängsten, Zweifeln oder auch Schuldgefühlen. Angehörige wünschen sich Klarheit über die Entscheidungen, die getroffen werden, und suchen nach Bestätigung, dass sie das Beste für ihre Liebsten tun. Das Zuhören und Eingehen auf individuelle Bedürfnisse der Angehörigen fördert einen positiven Austausch und hilft, Unsicherheiten abzubauen. Ziel ist es, Angehörige in ihrer Rolle zu stärken und ihnen Orientierung zu bieten.

Bereits in dieser Phase beginnt die sogenannte Spendercharakterisierung, um eine potenzielle Übertragung von malignen Erkrankungen, Infektionskrankheiten, genetisch bedingten Erkrankungen oder toxischen Schädigungen für den Empfänger so gering wie möglich zu halten. In der Regel werden diese körperlichen Untersuchungen durch die behandelnden Ärzte durchgeführt, jedoch können diese ebenso durch einen ärztlichen DSO-Koordinator vorgenommen werden.

Sämtliche Befunde müssen dokumentiert und dem DSO-Koordinator zur Verfügung gestellt werden. Im Anschluss erfolgt die Meldung des Organspenders an die Vermittlungsstelle Eurotransplant und es beginnt die Suche nach geeigneten Organempfängern. In den meisten Fällen findet eine Organentnahme nachts statt. Der Zeitpunkt ist mit der Koordinierungsstelle, sowie den Entnahmeteams abzustimmen.

Der Transport des Organspenders in den OP ist meist anspruchsvoll, weshalb möglichst erfahrene Anästhesie- und/oder Intensivteams daran beteiligt sein sollten.

Ablauf der Organentnahme
Die Explantation findet mit der gleichen Sorgfalt statt wie jede andere Operation auch.

So werden, wie bei jeder geplanten Operation, Gebrauchs-, und Verbrauchsmaterialien gerichtet und medizinisch-technische Geräte auf ihre Funktion getestet. Die Organentnahme wird durch speziell qualifizierte Chirurgen durchgeführt, die von der DSO bestellt werden.

Weitere beteiligte Personen an der Entnahmeoperation sind der DSO-Koordinator, der als Ansprechpartner für alle Beteiligten zur Verfügung steht und den gesamten Ablauf der Organentnahme koordiniert. Perfusionsdienstmitarbeiter, die bei Vorbereitung und Durchführung von Perfusion, Konservierung und Verpackung der Organe unterstützen sowie das klinikinterne Anästhesie- und OP-Team.

Während der Explantation ist das Anästhesie-Team für die Beatmung, Hämodynamik und Homöostase verantwortlich.

Die OP-Pflegekräfte assistieren dem Entnahmeteam mit dem Ziel, die Spenderorgane so zu entnehmen, dass sie möglichst schnell und einwandfrei transplantiert werden können. Je nachdem welche Organe entnommen werden, ist hiervon die gesamte Präparation abhängig.

Die Organe werden vor Entnahme mit einer eiskalten, sterilen Lösung – durch Gabe des Perfusionsdienstmitarbeiter – gekühlt, so wird die Ischämietoleranzzeit verlängert. Die direkt anschließende Organentnahme erfolgt zügig mit größter Sorgfalt und Sicherheit.

Sobald der Herzstillstand eintritt, fehlt das regelmäßige Piepen innerhalb des Monitorings und häufig kehrt in diesem Moment Stille im Operationssaal ein.

1.3 Die besondere Situation: Organentnahme im OP

Nach dem Wundverschluss werden alle Zugänge, Drainagen und Katheter entfernt und mit einem Wundverband versorgt. Der Verstorbene wird gesäubert und wird, je nach Wunsch der Angehörigen, zur Verabschiedung in geeigneten Räumen aufgebahrt oder in die Pathologie gebracht.

▶ Während der gesamten Explantation unterstützt der Koordinator der DSO das Personal, das an der Explantation beteiligt ist. Dieses impliziert auch die postoperative Versorgung und die Unterstützung der Angehörigen beim Abschiednehmen. Für die Angehörigen ändert sich nach der Organentnahme der letzte Blick auf ihren Angehörigen. Vor der Organentnahme sehen die Angehörigen einen aus ihrer Sicht lebenden Menschen, der noch atmet und dessen Herz schlägt. Nach der Organentnahme sehen sie das erste Mal den verstorbenen Menschen, mit dem Fehlen der Vitalfunktionen.

Nach der Organentnahme
Nach der Spende können sich die Angehörigen jederzeit an die DSO wenden. Es werden Angehörigentreffen angeboten, die unter psychologischer Begleitung zur Austauschmöglichkeit dienen. Die Termine können direkt bei der Organisationszentrale der jeweiligen DSO-Region erfragt werden.

Für das beteiligte Personal an der Organentnahme besteht die Möglichkeit einer Nachbesprechung des gesamten Ablaufs mit dem Koordinator der DSO. Eine der Autorinnen war bei mehreren Organentnahmen beteiligt und kann bestätigen, dass die DSO nach einer Explantation Gespräche anbietet. An dieser Stelle möchte die Autorin aber hinzufügen, dass es Teams gibt, die dieses nicht mittragen. Begründet wurde dieses häufig mit „Dafür haben wir keine Zeit.", „Der OP-Saal muss schnell aufgearbeitet werden, bevor der nächste Patient kommt." oder „Ich brauche das nicht".

Das beteiligte Personal wird im Nachgang via Brief anonymisiert über die Ergebnisse der Transplantation informiert. Auch die Angehörigen erhalten eine würdevolle Danksagung und werden anonymisiert über den Verlauf informiert.

Der Organempfänger
Menschen, die bereit sind, ein Organ zu spenden, schenken anderen eine neue Chance auf Leben. Seit dem 1. April 2019 haben Organempfänger die Möglichkeit, anonymisiert Dankesbriefe an die Angehörigen des Spenders zu richten. Diese Regelung hat nicht nur für die Empfänger eine große Bedeutung, sondern auch für die Spenderfamilien. Die Rückmeldungen können helfen, Ängste und Zweifel abzubauen, die oft mit einer Organspende verbunden sind. Angehörige können nun ein positives Gefühl erleben, das ihnen bestätigt, dass sie die richtige Entscheidung getroffen haben. Das Wissen, dass ihr Verlust Leben rettet, lindert Schuldgefühle und schafft einen Raum für Dankbarkeit und Hoffnung. So wird der Kreislauf der Menschlichkeit weitergeführt, und die Verbindung zwischen Spendern und Empfängern wird gestärkt, unabhängig von der Anonymität.

1.4 Erleben von Mitarbeitenden im OP

Das Erleben von sterbenden und/oder verstorbenen Patienten kann für Mitarbeitende eine äußerst belastende Situation sein.

1.4.1 Second Victims

Versterben Menschen im OP, findet die psychische Verarbeitung wenig Raum in diesen Situationen, da OP-Instrumente schnell wieder aufgearbeitet werden müssen. Die nächsten Patienten warten bereits und der OP-Plan muss abgearbeitet werden.

Finden diese Mitarbeitenden jedoch keine Möglichkeiten zur Selbstfürsorge, können diese Personen im schlimmsten Fall zu sogenannten „Second Victims" werden. Bei dem „Second Victim" handelt es sich um Personen, die aufgrund einer außergewöhnlichen Situation innerhalb der Patientenversorgung selbst zu Opfern werden. Second Victims können das Vertrauen in ihre eigenen fachkompetenten Fähigkeiten verlieren und leiden unter einer gesteigerten Angst vor künftigen Fehlern sowie an Schlafstörungen. Es kann sich eine posttraumatische Belastungsstörung entwickeln, was eine Berufsaufgabe und im schlimmsten Fall einen Suizid implizieren kann. Dieses trifft insbesondere auf introvertierte Mitarbeitende zu, da diese nicht proaktiv auf ihren Arbeitgeber zugehen.

Hilfen für betroffene Mitarbeitende sind allerdings kaum bekannt und/oder implementiert. Bisher halten nur wenige Krankenhäuser Unterstützungsangebote für Klinikmitarbeiter nach außergewöhnlichen Ereignissen vor. Einige Kliniken bieten bereits das Konzept der Klinischen Krisenintervention an. Betroffene Mitarbeitende sollen mithilfe des Konzeptes, durch die interprofessionelle Zusammenarbeit von geschultem Personal, präventiv vor Traumata unterstützt werden. Die Deutsche Interdisziplinäre Vereinigung für Intensiv- und Notfallmedizin (DIVI) setzt sich aktuell dafür ein, „eine deutschlandweit verfügbare, professionelle und verlässliche Krisenbetreuung in Kliniken" (Deutsche Interdisziplinäre Vereinigung für Intensiv- und Notfallmedizin, 2020) zu implementieren.

Dass es kaum Möglichkeiten zur Selbsthilfe gibt, bestätigt sich insbesondere innerhalb der Reflexionen von Auszubildenden. Aussagen wie „ich habe keine geeigneten Gesprächspartner gehabt", „ich wurde direkt danach nach Hause geschickt, mich hat niemand gefragt, wie es mir geht" oder „jetzt hör mal auf, wir müssen weitermachen", hören wir als Lehrkräfte immer wieder. Des Weiteren berichten die Auszubildenden über Galgenhumor im Team, um mit tragischen Ereignissen umzugehen. Natürlich gibt es im Gegensatz dazu auch die Auszubildenden, die sehr gut aufgefangen werden – jedoch sind diese in der Unterzahl. Aus unserer Berufserfahrung als Lehrkräfte wissen wir, dass der Umgang mit dem Tod in der ATA-OTA-Ausbildung selten ein Thema ist.

Wir möchten Ihnen nachfolgend Möglichkeiten aufzeigen, die angewandt werden können, wenn ein Patient im OP verstirbt.

1.4.2 Mögliche Hilfen für Betroffene

Gespräche im Team können helfen, außergewöhnliche Situationen zu verarbeiten. Manchmal hilft es, wenn man sich gemeinsam zusammensetzt und die Situation bespricht. Als Team hilft es sich selbst zu reflektieren. Stellen Sie sich in dem Gespräch Fragen wie:

- „Gab es eine Chance des Überlebens?" oder
- „Hätte jemand anderes es besser gemacht?"

Ihre Antwort wird „Nein" sein, denn wenn jemand auf dem OP-Tisch verstirbt, ist es nicht Ihre Schuld. Und genau das sollten Sie sich in diesem Gespräch immer wieder vor Augen halten.

▶ Manchmal reicht es aus, wenn man fünf Minuten zusammenkommt, seine Emotionen sowie Ängste zulässt und sich gemeinsam Kraft und Halt gibt. Die Betroffenen, die mit Ihnen an dieser Situation beteiligt waren, können Sie am besten verstehen.

Weisen Sie den OP-Koordinator darauf hin. Sagen Sie, dass Sie fünf Minuten für sich benötigen. Einige Seminarteilnehmer haben uns berichtet, dass dieses nicht geduldet wird. Aber haben Sie es schon probiert – haben Sie es schonmal ausgesprochen? „Ich benötige fünf Minuten für mich, um das Geschehene zu verarbeiten". Sie werden merken, dass viele nicht damit rechnen und eigentlich sogar dankbar dafür sind, da es vielen schwer fällt, über eigene Gefühle zu sprechen. Andere Seminarteilnehmer konnten genau dieses bestätigen. Im Nachgang hat man sich bei ihnen bedankt, dass eine kurze Auszeit eingefordert wurde.

▶ Sollten Sie sich für eine kurze Auszeit im Rahmen eines kollegialen Austausches entscheiden, dann vergessen Sie bitte nicht die Reinigungskräfte. Haben Sie diese Berufsgruppe schon einmal gefragt, wie es ist, in einen Saal zu kommen, in dem ein toter Mensch liegt?

Eine weitere Möglichkeit ist auf Leitlinien und Standards zurückzugreifen, die Ihr Arbeitgeber im Rahmen seiner Fürsorgepflicht für eine psychosoziale Unterstützung implementiert hat. Haben Sie schon einmal danach gefragt? Fragen Sie gezielt nach geschulten Mitarbeitenden im Unternehmen, die sich bereits mit den Qualitätsstandards und Leitlinien der Deutschen Gesetzlichen Unfallversicherung (DGUV) auseinandergesetzt haben. Informationen zu den Qualitätsstandards und Leitlinien finden Sie auf der Homepage der DGUV (dguv.de).

Sie haben zudem die Möglichkeit, Ihren Arbeitgeber nach einer psychosozialen Unterstützung im Rahmen seiner Fürsorgepflicht zu fragen. Psychosoziale Unterstützungen werden unter anderem von Ärzten, Pflegefachpersonen, Seelsorgern,

Psychotherapeuten und Psychologen angeboten. Seminarteilnehmer haben berichtet, dass noch nie danach gefragt worden sei, da geglaubt wird, dass diese Möglichkeit nur für Patienten und Angehörige gilt. Im Austausch wird dann festgestellt, dass diese Möglichkeit an einigen Kliniken doch angeboten wird. Sagen Sie Ihrem Arbeitgeber offen, dass Sie Hilfe benötigen. Die meisten Krankenhäuser verfügen über Seelsorger, die nicht nur zur Unterstützung von Patienten oder Angehörigen dienen, sondern auch Mitarbeitende in Krisensituationen unterstützen.

Eine weitere Möglichkeit, um mit beruflichen Belastungen umzugehen, stellt die Supervision dar. Supervision meint die Beratung des beruflichen Handelns. Durchgeführt wird eine Supervision von ausgebildeten Supervisoren. In einer Supervision lernen die Teilnehmer ihr berufliches Handeln zu evaluieren. Supervisionen können in der Form der Einzel-, Gruppen- und Teamsupervision durchgeführt werden. In der Teamsupervision nimmt eine Abteilung eines Unternehmens (z. B. die Operationsabteilung) an der Supervision teil. Die Inhalte einer Supervision richten sich nach dem Bedarf der Mitarbeiter. Supervision kann sich auf die praktische Tätigkeit beziehen, kann aber auch die Zusammenarbeit im Team zum Thema haben.

Um belastende Ereignisse im beruflichen Kontext zu verarbeiten, bietet der Verein *PSU-Akut e. V.* psychosozialen Unterstützung (PSU) an. Dieser hat sich den Aufbau, die Organisation und Durchführung psychosozialer Unterstützung und Begleitung im Gesundheitswesen zum Ziel gemacht.

Die *PSU-Akut e. V.* bietet „bei besonderen Belastungssituationen und schwerwiegenden Ereignissen im Gesundheitswesen" über die *PSU-Helpline* eine kostenlose, vertrauliche telefonische Beratung und kollegiale Unterstützung für alle Mitarbeitenden im Gesundheitswesen an. Mitarbeitende können dort täglich von 09:00–21:00 telefonische Unterstützung erhalten (0800-0911912). Auch eine Beratung über E-Mail (beratung@psu-helpline.de) ist möglich.

Außerdem bietet die *PSU-Akut e. V.* eine Akutintervention für Teams in Einrichtungen und Organisationen des Gesundheitswesens (vorrangig in Bayern) an. Die PSU in Bayern führt bei Bedarf bereits wenige Tage nach einem belastenden Ereignis eine kostenlose Teamberatung durch.

Abschied und Trauer im OP ermöglichen
Aufgrund des Kostenfaktors ist Trauer und Trauerarbeit in OP-Abteilungen nur schwer umsetzbar. Rituale wie Kerzen anzünden oder ein Fenster öffnen sind in diesem Fachbereich nicht möglich, weshalb eine andere Form von Trauerarbeit eingeführt werden muss.

Haben Sie schon einmal eine Schweigeminute eingefordert? Aus eigener Erfahrung können wir Ihnen mitteilen, dass es zunächst große Augen aller Beteiligten im OP-Saal geben wird. Bleiben Sie hartnäckig und erklären Sie, dass es sich um einen Menschen handelt, der vermutlich Angehörige hat, die gerade vor der Tür sitzen. Erklären Sie, dass es sich bei der Schweigeminute auch um Würde und Respekt gegenüber einem toten Menschen handeln kann. Warum kann dieses nicht im OP-Alltag angewendet werden? Dieser Vorschlag wurde von Seminarteilnehmern in ihr Team getragen. Die Seminarteilnehmer berichteten im Nachgang des Seminars, von ihren positiven Erfahrungen mit der Schweigeminute. In einigen Teams ist diese, ein fester Bestandteil im OP-Alltag geworden.

Seminarteilnehmer haben davon berichtet, dass sie im Todesfall ein Lied im OP abspielen. Auch das ist eine Form von Loslassen und kann Würde und Respekt gegenüber einem verstorbenen Menschen zeigen.

▶ Individuelle Gesten, wie Schweigeminuten oder das Abspielen von Musik sind Trauerrituale, die in der Operationsabteilung umgesetzt werden können. Es gilt dieses nur ins Team zu tragen. Trauen Sie sich und wagen Sie den Anfang. Rituale sind wichtige Bestandteile und dienen der persönlichen Psychohygiene.

In der besonderen Situation der Organtransplantation berichteten Seminarteilnehmer, dass Klinikseelsorger sie im OP-Saal und darüber hinausbegleitet haben. Die DSO macht die Mitarbeitenden bei einer Organspende in der Regel auf diese Möglichkeit aufmerksam und organisiert dementsprechend die psychosoziale Unterstützung. Wichtig ist nur, dass Sie ehrlich zu sich selbst sind. Sie müssen niemanden etwas beweisen. Schließen Sie am Ende der Explantation die Operation für sich ab, indem Sie beispielsweise wie beschrieben eine Schweigeminute einfordern, ein Gebet sprechen oder ein Gespräch mit dem Klinikseelsorger führen.

Denken Sie bei jedem Todesfall im OP auch an die Hinterbliebenen. Es gibt hinterbliebene Angehörige, die sich nach der Explantation verabschieden möchten. Es muss demnach abgeklärt werden, wer den Leichnam reinigt, schließlich soll den hinterbliebenen Angehörigen einen letzten, guten Blick ermöglicht werden. Aus eigener Erfahrung können wir sagen, dass das Säubern des Leichnams, einem das Gefühl gibt *alles getan zu haben*. Dieses Gefühl trifft nicht nur auf die Explantation zu, sondern auf jeden tödlichen Verlauf im OP.

Literatur

Batzoni, H., Borscheid, C., & Roth, G. (2024). Klinische Krisenintervention: Handeln schützt! *Pflege Zeitschrift, 77,* 34–37.

Bertschi, H. P., Bremi-Forrer, A. K., Bunjes, V., Herzig, E. A., & Pfister, L. (1978). *Betreuung Sterbender. Beiträge zur Begleitung Sterbender im Krankenhaus* (3. Aufl.). Rocom.

Biel, T., Gehmlich, K., Wilkosch, K. Barreiros, A., Rahmel, A., & Logemann, F. (2024). Organspende und Explantation. In W. Koppert, M. Eiß, S. Nitschmann, S. Rabenbauer, & M. Liehn, (Hrsg.), *ATA-Lehrbuch. Ausbildung zur Anästhesietechnischen Assistenz* (S. 789–800). Springer.

Borasio, G. D. (2017). *Über das Sterben. Was wir wissen. Was wir tun können. Wie wir uns darauf einstellen.* Beck.

Bundesarbeitsgemeinschaft Mehr Sicherheit für Kinder e. V. Unfallstatistiken. https://www.kindersicherheit.de/fachinformation/unfallstatistiken. Zugegriffen: 12. März 2025.

Bundeszentrale für gesundheitliche Aufklärung (2023). Statistiken zur Organspende für Deutschland und Europa. https://www.organspende-info.de/zahlen-und-fakten/statistiken/. Zugegriffen: 12. März 2025.

Deutsche Gesellschaft für Rechtsmedizin (2022). S1-Leitlinie Regeln zur Durchführung der ärztlichen Leichenschau. https://register.awmf.org/de/leitlinien/detail/054-002. Zugegriffen: 14. Febr. 2025.

Deutscher Hospiz- und Palliativ Verband e. V. (2017). Abschied nehmende Kinder. Eine Handreichung des DHPV. https://www.dhpv.de/files/public/themen/20201214_Broschu%CC%88re_AbschiednehmendeKinder_Ansicht.pdf. Zugegriffen: 12. März 2025.

Deutsche Interdisziplinäre Vereinigung für Intensiv- und Notfallmedizin (2020). Neues Netzwerk zur Krisenintervention in Kliniken: „Den Bedarf sehen wir überall". [PDF-FILE]. https://www.divi.de/images/Bilder/Sektionen/Psychologische%20Versorgungsstrukturen%20in%20der%20Intensivmedizin/Neues_Netzwerk_zur_Krisenintervention_in_Kliniken.pdf. Zugegriffen: 12. Febr. 2025.

Deutsche Stiftung Organtransplantation (2023). Jahresbericht. Organspende und Transplantation in Deutschland 2023. https://www.dso.de/SiteCollectionDocuments/DSO-Jahresbericht%20 2023.pdf. Zugegriffen: 12. Febr. 2025.

Düpjohann, A., Rewer, E., & Berentzen, J. (2024). Stress, Ärger, Burnout und Resilienz im OP. In M. Liehn, H. Richter, & L. Kasakov (Hrsg.), *OTA-Lehrbuch. Ausbildung zur Operationstechnischen Assistenz* (3. Aufl., S. 692–697). Springer.

Düpjohann, A. Rewer, E., & Fromm, K. (2024). In Gruppen und Teams zusammenarbeiten. In W. Koppert, M. Eiß, S. Nitschmann, S. Rabenauer, & M. Liehn (Hrsg.), *ATA-Lehrbuch. Ausbildung zur Anästhesietechnischen Assistenz*. Springer.

Gillmann, H.-J. (2024). Präoperative Risikoeinschätzung. In W. Koppert, M. Eiß, S. Nitschmann, S. Rabenbauer, & M. Liehn (Hrsg.), *ATA-Lehrbuch. Ausbildung zur Anästhesietechnischen Assistenz* (S. 303–312). Springer.

Gottschalk, A., Van Aken, H., Zenz, M., & Standl, T. (2011). Is anesthesia dangerous? *Deutsches Ärzteblatt International, 108*(27), 469–474. https://doi.org/10.3238/arztebl.2011.0469. 10.3238/arztebl.2011.0469.

Gottschalk, A. (2018). Wie gefährlich ist eine Anästhesie? In W. Wilhelm (Hrsg.), *Praxis der Anästhesiologie. Konkret, kompakt, Leitlinienorientiert*. Springer

.Hasan, C., & Zernikow, B. (2022). Terminal- und Sterbephase. In B. Zernikow, (Hrsg.). *Pädiatrische Palliativversorgung. Schmerzbehandlung und Symptomkontrolle*. Springer.

Journal of Health Monitoring 2018 3(3) https://doi.org/10.17886/RKI-GBE-2018-079.2 Robert Koch-Institut, Berlin. Letzter Zugriff am 12.02.2025. Verfügbar unter https://edoc.rki.de/bitstream/handle/176904/5769.2/JoHM_03_2018_Unfallverletzungen_KiGGS-Welle2.pdf.

Kränzle, S. (2023). Wenn nichts mehr zu machen ist – der Beginn der Therapie ist der Anfang von Palliative Care. In S. Kränzle, U. Schmid, & Ch. Seeger (Hrsg.), *Palliative Care. Praxis, Weiterbildung, Studium* (7. Aufl., S. 28–37). Springer,

Landsleitner, B., Jung, P., & Lehner, M. (2022). Das kindliche Polytrauma – neue Leitlinie. *Anästh Intensivmed, 63*, 307–319. https://doi.org/10.19224/ai2022.307. 10.19224/ai2022.307.

Larsen, R. (2024). Anästhesie bei Patienten mit Begleiterkrankungen. In W. Koppert, M. Eiß, S. Nitschmann, S. Rabenbauer, & M. Liehn (Hrsg.), *ATA-Lehrbuch. Ausbildung zur Anästhesietechnischen Assistenz* (S. 313–346). Springer.

Larsen, R. (2021). Polytrauma. In. R. Larsen, T. Fink, T. Müller-Wolff (Hrsg.), *Larsens Anästhesie und Intensivmedizin für die Fachpflege*. Springer.

Larsen, R. (2021). Hirntod und organprotektive Intensivbehandlung des Organspenders. In. R. Larsen, T. Fink, & T. Müller-Wolff (Hrsg.), *Larsens Anästhesie und Intensivmedizin für die Fachpflege* (S. 1001–1005). Springer.

Lexa, N. (2020). Pflege des sterbenden Menschen. In *I care Pflege* (2. Aufl., S. 832–847). Thieme.

Lignitz, E. (2023). Tod in der Schwangerschaft. In B. Madea (Hrsg.), *Rechtsmedizin. Befunderhebung, rekonstruktion, Begutachtung* (S. 462–476). Springer.

Peetz, G., & Kochergina, Z. (2024). Anästhesiezwischenfälle. In W. Koppert, M. Eiß, S. Nitschmann, S. Rabenbauer, & M. Liehn, (Hrsg.), *ATA-Lehrbuch. Ausbildung zur Anästhesietechnischen Assistenz* (S. 535–545). Springer.

PSU-Akut e. V. – Psychosoziale Unterstützung im Gesundheitswesen. Letzter Zugriff am 14.02.2025. www.psu-akut.de [Homepage].

Ruppert, S., Heindl, P., & Hornek, S. (2019). Sterben und Tod. In Palliativ Critical Care. Pflegemaßnahmen auf der Intensivstation (S. 2–27).

Schäfer, K.-P. (2023). Der Tod im OP. In: IM OP. Fachzeitschrift für OP-Pflege und OTA/Anästhesie-Pflege und ATA. Jahrgang 13 Ausgabe 6/2023, S. 305–309.

Sektion Notfall- und Intensivmedizin und Schwerverletztenversorgung der Deutschen Gesellschaft für Unfallchirurgie e. V. (2023). Traumaregister. Jahresbericht 2023. Letzter Zugriff am 12.03.2025. https://www.auc-online.de/fileadmin/AUC/Dokumente/Register/TraumaRegister_DGU/TR-DGU-Jahresbericht_2023a.pdf.

Sporré, O. (2023). Supervision und Intervision für Mediatoren. In S. Kracht, A. Niedostadek, & P. E. Sensburg, (Hrsg.). *Praxishandbuch Professionelle Mediation. Methoden, Tools, Marketing und Arbeitsfelder*. Springer.

Statista (2024). Anzahl der Sterbefälle in deutschen Krankenhäusern bis 2022. Letzter Zugriff am 12.03.2025. https://de.statista.com/statistik/daten/studie/218760/umfrage/sterbefaelle-in-deutschen-krankenhaeusern/.

Strametz, R., Raspe, M., Ettl, B. Huf, W., & Pitz, A. (2020). Handlungsempfehlung: Stärkung der Resilienz von Behandelnden und Umgang mit Second Victims im Rahmen der COVID-19 Pandemie zur Sicherung der Leistungsfähigkeit des Gesundheitswesens [PDF-FILE] (S. 264–268).

Vagts, D., Emmig, U., Kaltofen, H., & Biro, P. (2018). Maligne Hyperthermie.

2 Sterben und Tod im Anleitungsprozess berücksichtigen

Zusammenfassung

Als Praxisanleitende haben Sie mehrere Möglichkeiten, die Thematik Sterben und Tod zu thematisieren. Vorstellungen und Haltungen können nicht erlernt werden, vielmehr handelt es sich hierbei um einen Prozess, der individuell verläuft. Sie können Auszubildende in diesem Prozess begleiten und sie dazu motivieren, sich in den hoch belasteten und kritischen beruflichen Lebenssituationen zu öffnen.

2.1 Das Thema in der praktischen Ausbildung

Als Praxisanleitende haben Sie die Aufgabe, mindestens 15 % Praxisanleitung je Einsatz zu gewährleisten. Bis zum 31.12.2028 darf die Praxisanleitung 10 % nicht unterschreiten. Der praktische Teil der Prüfung erstreckt sich auf die Kompetenzschwerpunkte 1–8 der APrV Anlage 1 und 3. Es wird immer wieder die Frage gestellt, wie es möglich ist, insbesondere den Kompetenzschwerpunkt 6d zu fördern. Es ist kaum möglich einen einzelnen Kompetenzschwerpunkt zu fördern, diese sind als komplexe Konstrukte anzusehen. In der Tab. 2.1 erhalten Sie eine Übersicht der Kompetenzschwerpunkte, in denen das Thema Sterben und Tod hauptsächlich berücksichtigt wird:

Das Thema Sterben und Tod findet sich in direkter Form in keinem der Ausbildungsziele wieder. Einige dieser Ziele können allerdings mit der Thematik Sterben und Tod assoziiert werden, diese sind in der Tab. 2.2 aufgeführt.

▶ Für Sie als Praxisanleitende gilt es Ideen zu entwickeln, wie die o. g. Kompetenzschwerpunkte und Ausbildungsziele Einklang in die praktische Ausbildung finden können. Die nachfolgenden Anregungen sollen Ihnen als Praxisanleitende helfen, die Thematik in der praktischen Ausbildung zu integrieren.

Tab. 2.1 Hauptsächliche Kompetenzschwerpunkte, in denen das Thema Sterben und Tod direkt oder indirekt berücksichtigt wird

1. Berufsbezogene Aufgaben im ambulanten und stationären Bereich eigenverantwortlich planen und strukturiert ausführen
Die Auszubildenden

ATA	OTA
b) unterstützen und überwachen fachgerecht Patienten aller Altersstufen vor, während und nach anästhesiologischen Maßnahmen unter Berücksichtigung ihrer individuellen physischen, kognitiven und psychischen Situation und führen fachgerecht Prophylaxen durch	b) unterstützen und überwachen fachgerecht Patienten aller Altersstufen vor, während und nach operativen Maßnahmen unter Berücksichtigung ihrer individuellen physischen, kognitiven und psychischen Situation und führen fachgerecht Prophylaxen durch

3. Interdisziplinäres und interprofessionelles Handeln verantwortlich mitgestalten
Die Auszubildenden

ATA und OTA

b) übernehmen Mitverantwortung bei der interdisziplinären und interprofessionellen Behandlung und Versorgung von Patienten aller Altersstufen und unterstützen die Sicherstellung der Versorgungskontinuität an interprofessionellen und institutionellen Schnittstellen
d) beteiligen sich an Teamentwicklungsprozessen und gehen im Team wertschätzend miteinander um

4. Verantwortung für die Entwicklung der eigenen Persönlichkeit übernehmen (lebenslanges Lernen), berufliches Selbstverständnis entwickeln und berufliche Anforderungen bewältigen
Die Auszubildenden

ATA und OTA

a) verstehen den Beruf in seiner Eigenständigkeit, positionieren ihn im Kontext der Gesundheitsfachberufe, entwickeln unter Berücksichtigung berufsethischer und eigener ethischer Überzeugungen ein eigenes berufliches Selbstverständnis und bringen sich kritisch in die Weiterentwicklung des Berufs ein
d) reflektieren persönliche und berufliche Herausforderungen in einem fortlaufenden, auch im zunehmenden Einsatz digitaler Technologien begründeten, grundlegenden Wandel der Arbeitswelt und leiten daraus ihren Lernbedarf ab
f) erhalten und fördern die eigene Gesundheit, setzen dabei gezielt Strategien zur Kompensation und Bewältigung unvermeidbarer beruflicher Belastungen ein und nehmen frühzeitig Unterstützungsangebote wahr oder fordern diese aktiv ein

6. Mit Patienten aller Altersstufen und deren Bezugspersonen unter Berücksichtigung soziologischer, psychologischer, kognitiver, kultureller und ethischer Aspekte kommunizieren und interagieren
Die Auszubildenden

ATA und OTA

c) nehmen die psychischen, kognitiven und physischen Bedürfnisse und Ressourcen von Patienten aller Altersstufen sowie von deren Bezugspersonen individuell und situationsbezogen wahr, richten ihr Verhalten und Handeln danach aus und berücksichtigen dabei auch geschlechtsbezogene und soziokulturelle Aspekte
d) beachten die besonderen Bedürfnisse von sterbenden Patienten aller Altersstufen sowie ihrer Angehörigen
f) informieren und beraten bei Bedarf Patienten aller Altersstufen sowie deren Bezugspersonen im beruflichen Kontext

Tab. 2.2 Ausbildungsziele des ATA-OTA-Gesetzes, die mit Sterben und Tod assoziiert werden können

Die Ausbildung zur Anästhesietechnischen Assistentin oder zum Anästhesietechnischen Assistenten und zur Operationstechnischen Assistentin oder zum Operationstechnischen Assistenten vermittelt die für die Berufsausübung erforderlichen fachlichen und methodischen Kompetenzen zur eigenverantwortlichen Durchführung und zur Mitwirkung, insbesondere in den operativen oder anästhesiologischen Bereichen der stationären und ambulanten Versorgung sowie in weiteren diagnostischen und therapeutischen Versorgungsbereichen, einschließlich der zugrunde liegenden Lernkompetenzen sowie der Fähigkeit zum Wissenstransfer und zur Selbstreflexion. Darüber hinaus vermittelt sie personale und soziale Kompetenzen. Die Vermittlung hat entsprechend dem anerkannten Stand medizinischer, medizinisch-technischer und weiterer bezugswissenschaftlicher Erkenntnisse zu erfolgen
Die Ausbildung befähigt die Anästhesietechnische Assistentin oder den Anästhesietechnischen Assistenten und die Operationstechnische Assistentin oder den Operationstechnischen Assistenten außerdem, die konkrete Situation der Patienten, insbesondere deren Selbständigkeit und Selbstbestimmung sowie deren kulturellen und religiösen Hintergrund, in ihr Handeln mit einzubeziehen
Den Auszubildenden wird vermittelt, ihre persönliche und fachliche Weiterentwicklung als notwendig anzuerkennen und lebenslanges Lernen als Teil der eigenen beruflichen Biographie zu verstehen. Die Ausbildung führt dazu, dass die Auszubildenden ein professionelles, ethisch fundiertes berufliches Selbstverständnis entwickeln, das der Bedeutung ihrer zukünftigen Tätigkeit angemessen ist
Überwachen des gesundheitlichen Zustandes der Patienten und seines Verlaufs während des Aufenthaltes in den jeweiligen Versorgungsbereichen
Angemessenes Kommunizieren mit den Patienten sowie weiteren beteiligten Personen und Berufsgruppen
Interdisziplinäre und multiprofessionelle Zusammenarbeit und fachliche Kommunikation
Entwicklung und Umsetzung berufsübergreifender Lösungen, die die Optimierung der Arbeitsabläufe ermöglichen und die Bedürfnisse der Patienten berücksichtigen

2.2 Selbstreflexion durchführen

Im Rahmen des Anleitungsprozesses haben Sie als Praxisanleitende die Möglichkeit, das herausfordernde Thema Sterben und Tod zu berücksichtigen. Wenn Sie diese Möglichkeit nutzen wollen, sollten Sie sich zunächst selbst mit der Thematik Sterben und Tod auseinandersetzen.

Als Lehrkräfte im Gesundheitswesen werden wir im Unterricht häufig mit der Frage konfrontiert, ob Pflegekräfte, die sterbende Menschen begleiten, Ängste haben. Wie geht es Ihnen mit der Thematik Sterben und Tod? Haben Sie sich darüber schon einmal Gedanken gemacht? Falls dem nicht so ist, nehmen Sie sich einen Moment Zeit und beantworten Sie folgende Fragen:

- Haben Sie Angst vor dem Tod?
- Wenn ja, was tun Sie dagegen?
- Wie denken Sie allgemein über den Tod?
- Abschied nehmen – was bedeutet das für Sie?
- Haben Sie Erfahrungen mit verstorbenen Menschen?

Es gibt sicherlich noch eine Vielzahl von Fragen, die Sie sich innerhalb einer Selbstreflexion stellen können. Diese aufgeführten Fragen sollen lediglich eine Auswahl darstellen und Sie zum Nachdenken anregen. Fragen Sie sich jetzt vielleicht, warum das wichtig ist? Ganz einfach, Ihre eigenen Vorstellungen haben einen enormen Einfluss auf die Zusammenarbeit mit Auszubildenden. Erst wenn Sie sich selbst mit der Thematik auseinandersetzten, wird es Ihnen möglich sein, Auszubildende empathisch, verständnisvoll und bedürfnisorientiert zu begleiten. Ebenfalls wichtig ist in der praktischen Ausbildung die Fähigkeit, spontan und authentisch in Situationen zu reagieren, wenn Sie bemerken, dass Auszubildende mit dem Sterben und Tod konfrontiert werden. Authentisch sein kann auch bedeuten, die eigene Trauer zuzulassen. Als Praxisanleitende dürfen Sie Auszubildenden mitteilen, dass Sie traurig sind und vielleicht einen kurzen Moment allein benötigen. Unabdingbar ist es allerdings, im Nachgang mit den Auszubildenden zu sprechen.

▶ Vorstellungen und Haltungen können nicht erlernt werden, vielmehr handelt es sich hierbei um einen Prozess, der individuell verläuft. Sie können Auszubildende in diesem Prozess begleiten und sie dazu motivieren, sich in den hoch belasteten und kritischen beruflichen Lebenssituationen zu öffnen.

Selbstreflexion zur Frage der Organspende
Die Frage der Organspende ist eine tiefgreifende und persönliche Angelegenheit, die sowohl die individuelle Einstellung als auch gesellschaftliche Werte betrifft. Jeder Mensch sollte die Freiheit haben, darüber zu entscheiden, ob er Organe spenden möchte oder nicht, ohne dabei unter Druck gesetzt zu werden. Eine freiwillige Entscheidung ist unerlässlich, um ethischen Standards gerecht zu werden.

In unserem Beruf sei es im Gesundheitswesen oder in sozialen Berufen, ist es wichtig, eine offene und respektvolle Haltung zur Organspende einzunehmen. Wir sollten über das Thema aufklären und Vorurteile abbauen, gleichzeitig aber den persönlichen Freiraum respektieren. Es gilt, Betroffenen zuzuhören, ihre Ängste ernst zu nehmen und ihnen die Informationen zu geben, die sie benötigen, um informierte Entscheidungen treffen zu können. Die eigene Einstellung zur Organspende kann somit auch Vorbildfunktion für andere haben und einen positiven Dialog fördern.

Wie geht es Ihnen mit der Thematik Organspende? Haben Sie sich darüber schon einmal Gedanken gemacht? Falls dem nicht so ist, nehmen Sie sich einen Moment Zeit und beantworten Sie folgende Fragen:

- Haben Sie schon einmal über Organspende nachgedacht?
- Wie denken Sie über Organspende?
- Kennen Sie die aktuelle Gesetzeslage in Deutschland?
- Besitzen Sie einen Organspendeausweis?

Es gibt sicherlich noch eine Vielzahl von Fragen, die Sie sich innerhalb einer Selbstreflexion zum Thema Organspende stellen können. Diese aufgeführten Fragen sollen lediglich eine Auswahl darstellen und Sie zum Nachdenken anregen.

2.3 Fremdreflexion anregen

Die Heranführung an die Thematik Sterben und Tod kann auf verschiedenen Wegen erfolgen. Wenn Sie wissen, dass in Ihrem Bereich die Wahrscheinlichkeit besteht, dass Auszubildende mit der Thematik konfrontiert werden, dann eignet sich eine Annäherung im Erstgespräch.

Wieso direkt im Erstgespräch, fragen Sie sich jetzt vielleicht? Als Lehrkräfte im Gesundheitswesen machen wir im Unterricht die Erfahrung, dass sich Auszubildende in den Situationen, wo sie mit Sterben und Tod in Kontakt kommen, scheuen „nein" zu sagen. „Nein, ich kann das jetzt nicht", sehen Auszubildende als den Satz an, der sie im schlechten Licht dastehen lässt. Auszubildende haben Sorge, dass sich dieser Satz in der Einschätzung der praktischen Einsätze widerspiegelt. Sicherlich gibt es Auszubildende, die klar und deutlich ihre Grenzen kennen. Jedoch gibt es auch die Auszubildenden, die persönliche und berufliche Herausforderungen nicht reflektieren können und dieses erst erlernen müssen.

Fragen Sie die Auszubildenden aus diesem Grund, explizit im Erstgespräch nach Ängsten und Gefühlen. Folgende Fragen möchten wir Ihnen mit auf dem Weg geben:

- Haben die Auszubildenden Erfahrungen mit dem Sterben und dem Tod?
- Wurden die Auszubildenden nach Gefühlen oder auch Ängsten gefragt?
- Welche Vorstellungen haben die Auszubildenden vom Sterben und Tod?
- Haben die Auszubildenden die einzelnen Phasen bereits in der Theorie erlernt?
- Wissen die Auszubildenden was Schock, Trauer, Wut, Depression etc. bedeutet und kennt er die dementsprechenden Symptome?
- Haben die Auszubildenden bereits von Symptomen von Sterbenden gehört?
- Haben die Auszubildenden bereits von sicheren und unsicheren Todeszeichen gehört?
- Haben sich die Auszubildenden schonmal mit einer Organspende beschäftigt?

Probieren Sie es mal aus. Bieten Sie den Auszubildenden die Möglichkeit sich zu öffnen.

▶ Bringen Sie die nötige Bereitschaft und Offenheit mit, sich mit Ihren sowie den Gefühlen der Auszubildenden auseinanderzusetzen. Achtung – eine grundlegende Selbst – und Sozialkompetenz ist in diesen Gesprächen unerlässlich.

2.4 Arbeits- und Lernaufgaben erstellen

Mithilfe von Arbeits- und Lernaufgaben können Auszubildende entwickelte Handlungsstrategien oder Handlungsalternativen in der Wirklichkeit erproben. Für Sie als Praxisanleitende gilt es unter anderem die Art der Arbeits- und Lernaufgabe festzulegen.

2.4.1 Arten von Arbeits- und Lernaufgaben

Es gibt unterschiedliche Arten von Arbeits- und Lernaufgaben:

Erkundungsaufgaben Mit denen Auszubildende einen Handlungsbereich kennenlernen, also auskundschaften können. Diese Art von Lern- und Arbeitsaufgaben eignen sich besonders für Auszubildende im ersten Ausbildungsdrittel.

Beobachtungsaufgaben Mit denen das ermittelte Wissen innerhalb der Erkundungsaufgabe abgeglichen werden kann. Mit dieser Art von Lern- und Arbeitsaufgabe ist es Ihnen möglich, einen intuitiven Zugang zu schaffen.

Anwendungsaufgaben Mit denen Auszubildende im besten Fall ihr ausgekundschaftetes Wissen anwenden, also in die Praxis umsetzen können. So stellen Sie als Lehrkraft sicher, dass die angebahnten Kompetenzen der Erkundungsaufgabe, in der Praxis zur Anwendung kommen.

Reflexionsaufgaben Mit denen Auszubildende ihre eigenen oder aber fremde Tätigkeiten reflektieren können. Eignen sich auch, um Haltungen zu entwickeln.

Sie haben bestimmt auch schon von Arbeits- und Lernaufgaben gehört. Diese unterscheiden sich von Lern- und Arbeitsaufgaben insofern, dass Arbeits- und Lernaufgaben von Praxisanleitern erstellt werden.

Lernen am Arbeitsplatz ist die älteste Form der Aneignung bzw. Erweiterung von beruflicher Handlungskompetenz.

2.4.2 Konkrete Umsetzung

Bei der Erstellung von Arbeits- und Lernaufgaben gilt es für Sie, die Kompetenzsteigerung in den jeweiligen Ausbildungsdritteln zu berücksichtigen. Arbeits- und Lernaufgaben enthalten eine klare Aufgabenstellung, weshalb es für Sie wichtig ist, ein Ziel im Auge zu haben. Stellen Sie sich in der Praxis immer wieder die Frage, was Sie bei den Auszubildenden erreichen wollen und wie es gegeben falls möglich ist, dieses Ziel in Ihrem Fachbereich zu erreichen. Beachten Sie hierbei auch, in welchem Ausbildungsdrittel das Ziel zu erreichen ist.

▶ An dieser Stelle sind für Sie die unterschiedlichen Einsatzgebiete und Tätigkeitsbeschreibungen innerhalb der Kompetenzschwerpunkte zu beachten. Überlegen Sie also vorab, für wen Sie eine Arbeits- und Lernaufgabe erstellen wollen – für ATA-, OTA-Auszubildende oder beide Berufsgruppen. Bestimmte Tätigkeiten, wie der Umgang mit sterbenden Patienten, können in einer Lern- und Arbeitsaufgabe für beide gleichzeitig bedient werden.

Beginnen Sie eine Arbeits- und Lernaufgabe mit einer Annäherung, um den Auszubildenden einen intuitiven Zugang zu ermöglichen. Beachten Sie die Kompetenzschwerpunkte und die zu fördernden Kompetenzen. Geben Sie den Auszubildenden die Möglichkeit, Arbeits- und Lernaufgabe im Tandem oder als Gruppe zu absolvieren, weshalb Sie auch die Art der Bearbeitung festlegen sollten. Legen Sie eine Ansprechpartnerin oder einen Ansprechpartner fest, damit Auszubildende wissen, an wen sie sich bei Fragen und Unklarheiten wenden können.

▶ Arbeits- und Lernaufgaben eignen sich hervorragend in Personalnotzeiten oder Urlaubszeiten. Sollten Sie sich im Urlaub befinden, ist es somit unerlässlich eine Ansprechpartnerin oder einen Ansprechpartner festzulegen. Besprochen wird die Arbeits- und Lernaufgabe, wenn Sie zurück sind.

Die Auszubildenden sollen sich mit bereits gemachten Erfahrungen auseinandersetzen, weshalb Sie nach Erfahrungen oder Wissensstand fragen können. Beschreiben Sie Ihren Arbeitsauftrag und nutzen Sie hierfür Verben. Eine Selbstreflexion schließt jede Arbeits- und Lernaufgabe ab. Zuletzt überlegen Sie sich, wie und ob die Arbeits- und Lernaufgabe bewertet und zu Ihnen gelangen soll. Zum Abschluss geben sie einen Hinweis auf mögliche Kompetenzsteigerungen.

2.4.3 Beispielhafte Arbeits- und Lernaufgabe „Die Sterbephasen nach Kübler – Ross kennenlernen und relevante Bezüge für eigene Tätigkeiten ableiten"

Bevor Sie eine Arbeits- und Lernaufgabe zum Thema Sterben und Tode erstellen, sollten Sie sich vergewissern, ob der ICN-Ethikkodex sowie der Deutschen Ethikkodex Anästhesie- und Operationstechnische Assistenz in der Ausbildung bereits verinnerlicht wurde. Ist dieses nicht der Fall, wäre es auch möglich zu dieser Thematik mit dem Blick auf die ethischen Prinzipien eine Arbeits- und Lernaufgabe zu erstellen. Anbei (Tab. 2.3) erhalten Sie eine beispielhafte Arbeits- und Lernaufgabe mit dem Fokus auf die Sterbephasen nach Kübler – Ross.

2.4.4 Beispielhafte Arbeits- und Lernaufgabe „Organspende – was ich darüber weiß"

Eine Arbeits- und Lernaufgabe zum Thema Organspende (Tab. 2.4) kann unter vielen Gesichtspunkten erstellt werden. Bedenken Sie, dass es unterschiedliche religiöse Weltsichten gibt und dass diese mit der Sichtweise zur Organspende zusammenhängen können.

Tab. 2.3 Beispielhafte Arbeits- und Lernaufgabe „Die Sterbephasen nach Kübler – Ross kennenlernen und relevante Bezüge für eigene Tätigkeiten ableiten" (formal angelehnt an Müller sowie Schneider und Hamar; gefüllt mit eigenen Inhalten)

Titel der Arbeits- und Lernaufgabe	Die Sterbephasen nach Kübler – Ross kennenlernen und relevante Bezüge für eigene Tätigkeiten ableiten		
Name	Herr/Frau Mustermann	Kurs	ATA/OTA-Musterkurs
Verantwortliche Praxisanleitung			
Aufgabenschwerpunkt	Erkundungsaufgabe		
Zeitliche Verortung der Arbeits- und Lernaufgabe	1. Ausbildungsdrittel	2. Ausbildungsdrittel	3. Ausbildungsdrittel
Zu berücksichtigende Formalien der Arbeits- und Lernaufgabe			
Zugeordneter praktischer Einsatz	Allgemeiner Pflichteinsatz		
Zu fördernde Kompetenzschwerpunkte	**Kompetenzschwerpunkt 6** **Mit Patienten aller Altersstufen und deren Bezugspersonen unter Berücksichtigung soziologischer, psychologischer, kognitiver, kultureller und ethischer Aspekte kommunizieren und interagieren** d) beachten die besonderen Bedürfnisse von sterbenden Patienten aller Altersstufen sowie ihrer Angehörigen		
Art der Arbeits- und Lernaufgabe	Erkundungsaufgabe		
Art der Bearbeitung	Einzelarbeit		
Ansprechpartner	Praxisanleitende und Pflegefachkräfte im OP		
Auswertung	Erfolgt mit der Praxisanleitung		
Art der Auswertung	Gemeinsames Gespräch		
Bewertung	nicht bewertet		

(Fortsetzung)

2.4 Arbeits- und Lernaufgaben erstellen

Tab. 2.3 (Fortsetzung)

Abgabe	Abgabedatum: Drei Tage nach Erstgespräch

Annäherung an Arbeits- und Lernaufgabe

Erinnern Sie sich bitte an eine Situation in ihrem Leben, in der Sie sich mit einem Menschen unterhalten haben, der sich in einer besonderen Lebenssituation befunden hat, welche ein Gefühl von Angst und Traurigkeit ausgelöst hat. Dieses kann zum Beispiel Angst während eines Besuches beim Arzt oder Angst um Freunde oder Angehörige sein
Was hat dieser Person am meisten Angst gemacht?
Womit konnten Sie dieser Person helfen?

Welche Erfahrungen/welches Wissen bringen Sie mit?

- Haben Sie Angst vor dem Tod und seit welchem Lebensjahr?
- Was tun Sie dagegen?
- Möchten Sie unsterblich sein?
- Möchten Sie wissen, wie Sterben ist?
- Was wird vermutlich bei der Begleitung von Sterbenden eine Rolle spielen?
- Welche Erfahrungen bringen Sie bisher mit, bezogen auf den Umgang mit dem Tod?

Arbeitsauftrag

- **Recherchieren** Sie für sich allein die Sterbephasen und versuchen Sie diese in Stichpunkten zu interpretieren
- **Überlegen Sie**, welche typischen Verhaltensweisen und welche typischen Äußerungen, ein sterbender Mensch während der beschriebenen Phasen zeigen könnte und notieren Sie Ihre Ergebnisse
- **Befragen** Sie ggf. unsere Mitarbeiterinnen und Mitarbeiter zu den einzelnen Sterbephasen und notieren Sie Ihre Ergebnisse
- **Besprechen** Sie Ihre gesammelten Notizen im Anschluss mit Ihrer Praxisanleitung

Die Handlungssituation und den eigenen Lernprozess reflektieren

- Wie haben Sie die Auseinandersetzung mit den Sterbephasen erlebt?
- Welche Unsicherheiten oder Ängste hatten Sie?
- Inwieweit haben Ihnen die theoretischen Kenntnisse aus der Schule bei der Bewältigung der Aufgabe geholfen oder Sie evtl. auch behindert?
- Welchen Stellenwert haben die Sterbephasen von Elisabeth Kübler-Ross grundsätzlich für Pflegekräfte? Gibt es Ihrer Ansicht nach Vor- und Nachteile?
- Was möchten Sie noch weiter vertiefen?

Zur Weiterarbeit

Beobachten Sie, welche verbalen und nonverbalen Kommunikationsregeln vonseiten der Pflegekraft innerhalb einzelner Sterbephasen beachtet werden sollten, und notieren Sie diese

Tab. 2.4 Beispielhafte Arbeits- und Lernaufgabe „Organspende – was ich darüber weiß" (formal angelehnt an Müller sowie Schneider und Hamar; gefüllt mit eigenen Inhalten)

Titel der Arbeits- und Lernaufgabe	Organspende – was ich darüber erzählen kann		
Name	Herr/Frau Mustermann	**Kurs**	ATA/OTA-Musterkurs
Verantwortliche Praxisanleitung			
Aufgabenschwerpunkt	**Erkundungsaufgabe**		
Zeitliche Verortung der Arbeits- und Lernaufgabe	1. Ausbildungsdrittel	2. Ausbildungsdrittel	3. Ausbildungsdrittel
Zu berücksichtigende Formalien der Arbeits- und Lernaufgabe			
Zugeordneter praktischer Einsatz	Allgemeiner Pflichteinsatz		
Zu fördernde Kompetenzschwerpunkte	**Kompetenzschwerpunkt 4** **Verantwortung für die Entwicklung der eigenen Persönlichkeit übernehmen (lebenslanges Lernen), berufliches Selbstverständnis entwickeln und berufliche Anforderungen bewältigen** Die Auszubildenden a) verstehen den Beruf in seiner Eigenständigkeit, positionieren ihn im Kontext der Gesundheitsfachberufe, entwickeln unter Berücksichtigung berufsethischer und eigener ethischer Überzeugungen ein eigenes berufliches Selbstverständnis und bringen sich kritisch in die Weiterentwicklung des Berufs ein		
Art der Arbeits- und Lernaufgabe	Reflexionsaufgabe		
Art der Bearbeitung	Einzelarbeit		
Ansprechpartner	Praxisanleitende und Pflegefachkräfte im OP		
Auswertung	Erfolgt mit der Praxisanleitung		
Art der Auswertung	Gemeinsames Gespräch		
Bewertung	nicht bewertet		

(Fortsetzung)

2.4 Arbeits- und Lernaufgaben erstellen

Tab. 2.4 (Fortsetzung)

Abgabe	Abgabedatum: Drei Tage nach Zwischengespräch

Annäherung an Arbeits- und Lernaufgabe

Erinnern Sie sich bitte an eine Situation in Ihrem Leben, in der Sie eine Entscheidung zu einer Thematik treffen mussten, mit welcher Sie sich zuvor kaum auseinandergesetzt haben

Dies kann zum Beispiel eine Entscheidung zur Aufklärung und Einwilligung einer elektiven Operation (z. B. Metallentfernung) sein

Was waren Ihre Bedenken?

Womit konnte Ihnen geholfen werden?

Wer stand Ihnen zur Seite?

Welche Erfahrungen/welches Wissen bringen Sie mit?

- Was wissen Sie über die gesetzlichen Grundlagen der Organspende in Deutschland?
- Haben Sie sich schon mit dem Thema befasst und/oder mit Angehörigen oder Freunden über Organspende gesprochen? Wenn ja – warum? Wenn nein – warum nicht?
- Kennen Sie Menschen, die ein Organ erhalten haben und/oder die auf ein Organ warten?
- Würden Sie einen Organspendeausweis ausfüllen? Wenn ja – warum? Wenn nein – warum nicht?

Arbeitsauftrag

- **Recherchieren** Sie die wesentlichen Aufgaben der DSO und Eurotransplant
- **Befragen** Sie ggf. unseren Transplantationsbeauftragten zu den einzelnen Aufgaben
- **Recherchieren** Sie den Ablauf einer postmortalen Organspende
- **Überlegen Sie,** warum Menschen Bedenken bei dem Thema haben und notieren Sie Ihre Ergebnisse
- **Besprechen** Sie Ihre gesammelten Notizen im Anschluss mit Ihrer Praxisanleitung

Die Handlungssituation und den eigenen Lernprozess reflektieren

- Wie haben Sie die Auseinandersetzung mit dem Ablauf einer postmortalen Organspende erlebt?
- Welche Unsicherheiten oder Ängste hatten Sie?
- Inwieweit haben Ihnen die theoretischen Kenntnisse aus der Schule bei der Bewältigung der Aufgabe geholfen oder Sie evtl. auch behindert?
- Welchen Stellenwert haben die gesetzlichen Grundlagen der Organspende in Deutschland für Sie? Gibt es Ihrer Ansicht nach Vor- und Nachteile?
- Was möchten Sie noch weiter vertiefen?

Zur Weiterarbeit

Beobachten Sie, ob Sie einen transparenten Umgang mit Organspende innerhalb Ihrer Ausbildung erleben und was hierbei beachtet werden sollte. Notieren Sie Ihre Ideen

2.5 Aufklärungsarbeit leisten

Gerade bei der Thematik Organspende werden Sie bemerken, dass die Auszubildenden unterschiedliche Vorerfahrungen bzw. -wissen mitbringen. Von Auszubildenden, die bereits darüber nachgedacht haben, bis hin zu Auszubildenden, die bisher mit dem Thema noch nicht in Berührung gekommen sind, werden Sie als Praxisanleitende alles erleben. Arbeiten Sie in einem Haus, in dem Organentnahmen und Organspenden stattfinden, sollten Sie die Auszubildenden darüber aufklären. Informieren Sie die Auszubildenden über den Ablauf einer Organspende, die Arbeit der Deutschen Stiftung Organtransplantation und wer bei Ihnen in der Klinik Transplantationsbeauftragte*r ist. Das Thema eignet sich damit als eine Arbeits- und Lernaufgabe.

Anrechenbare Anleitungszeiten Immer wieder kommen die Fragen auf, ob Erst-, Zwischen- und Abschlussgespräche zur anrechenbaren Anleitungszeit zählen. Hier gibt es unterschiedliche Handhabungen in den einzelnen Bundesländern. Grundsätzlich gilt jedoch, dass alle Gespräche, die in einem unmittelbaren Zusammenhang mit geplanter und strukturierter Anleitung stehen, als Anleitzeit berücksichtigt werden. Und mit diesen Reflexionsfragen zur Thematik Sterben und Tod ermitteln Sie den individuellen Lernstand von Auszubildenden.

Fazit

- Im Rahmen des Anleitungsprozesses haben Sie als Praxisanleitende mehrere Möglichkeiten, das herausfordernde Thema Sterben und Tod zu berücksichtigen
- Als Praxisanleitende können Sie Auszubildende innerhalb der schwierigen Thematik begleiten und sie dazu motivieren, sich in den hoch belasteten und kritischen beruflichen Lebenssituationen zu öffnen
- Als Praxisanleitende sollten Sie die nötige Bereitschaft und Offenheit mitbringen, um sich mit Ihren sowie den Gefühlen der Auszubildenden auseinanderzusetzen

Literatur

Anästhesietechnische- und Operationstechnische-Assistenten-Ausbildungs- und -Prüfungsverordnung. (2020). https://www.gesetze-im-internet.de/ata-ota-aprv/BJNR229510020.html. Zugegriffen: 18. Nov. 2024.

Anästhesietechnische- und Operationstechnische-Assistenten-Gesetz. (2019). https://www.gesetze-im-internet.de/ata-ota-g/BJNR276810019.html. Zugegriffen: 13. Nov. 2024.

Kuckeland, H., & Schneider, K. (2016). Schulnahe Curriculumentwicklung in der Pflegeausbildung. *Unterricht Pflege, 21*(3), 2–15.

Kuckeland, H. (2020a). Glossar: Begriffe der Curriculumentwicklung. *Unterricht Pflege, 25*(2), 51–59.

Kuckeland, H. (2020b). Mikroebene: Konkrete Gestaltung einer generalistischen Lernsituation – Menschen mit herausforderndem Verhalten bei der Körperpflege unterstützen. *Unterricht Pflege, 25*(3), 36–53.

Müller, K. (2009). *Lernaufgaben für die praktische Pflegeausbildung. Aufgaben. Instrumente. Pädagogische und didaktische Hinweise*. Cornelsen.

Schneider, K., & Hamar, C. (2020a). Mikroebene: Handlungsleitfaden für die Konstruktion von Lernsituationen mit ihren Lehr-Lern-Arrangements. *Unterricht Pflege, 25*(3), 2–35.

Schneider, K., & Hamar, C. (2020). Mikroebene: Ein Formblatt für Lern.- und Arbeitsaufgaben für die generalistische Pflegeausbildung. *Unterricht Pflege, 25*(3), 61–63.

Sterben und Tod im theoretischen und praktischen Unterricht berücksichtigen

Zusammenfassung

Als Lehrkräfte haben Sie die Aufgabe ATA-OTA-Auszubildende auf die Berufswirklichkeit vorzubereiten. Insbesondere die Thematik Sterben und Tod stellt in der theoretischen Ausbildung eine Herausforderung dar. Dieses liegt vermutlich daran, dass die Thematik häufig gesellschaftlich „totgeschwiegen" wird. Des Weiteren handelt es sich um eine sehr sensible Thematik, zu der die Auszubildenden individuelle Vorerfahrungen mitbringen. Erschwerend kommt hinzu, dass das Thema Sterben und Tod in der theoretischen ATA-OTA-Ausbildung bisher kaum berücksichtigt wurde. Die nachfolgenden Lernsituationen sollen Ihnen als Leitfaden für Ihren Unterricht dienen.

3.1 Lernsituation erstellen

Die Ausgestaltung von Lernsituationen wird von didaktischen und pädagogischen Überlegungen auf der Makro-, Meso- und Mikroebene beeinflusst. Auf der Makroebene befinden sich auf ATA/OTA bezogen das ATA-OTA-Gesetz und die Ausbildungs- und Prüfungsverordnung (APrV). Beides ist von Ihnen als Lehrkraft zu berücksichtigen. Auf der Mesoebene gilt es unter anderem den Bildungsgehalt zu bestimmen. Zur Erreichung der Ausbildungsziele ist es notwendig, Lernsituationen auf der Mikroebene einzubeziehen. Um realitätsnahen Unterricht zu gestalten, ist es von Nöten, berufstypische Situationen entsprechend der Kompetenzschwerpunkte einzubeziehen. So ist es Ihnen möglich an der Berufswirklichkeit der Auszubildenden anzuknüpfen.

Makroebene
Die Makroebene bezieht sich zum einen auf gesellschaftlich-institutionelle Rahmenbedingungen und Verordnungen bzw. Leitlinien.

Zum anderen bezieht sich die Makroebene aber auch auf die berufswissenschaftliche Qualifikationsforschung, welche Tätigkeiten aus dem beruflichen Alltag von ATA und OTA abbildet.

Mesoebene
Auf der Mesoebene bestimmen Sie den Bildungsgehalt, beziehen Sie die Kompetenzschwerpunkte ein und hinterlegen Sie ein Kompetenzmodell, berücksichtigen Sie die Kompetenzsteigerung, bestimmen den Stundenumfang und die Verortung der Lernsituationen innerhalb der Ausbildungsdrittel. Legen Sie zusätzlich Titel und die Art von Unterricht fest.

Für Sie gilt es nun, innerhalb der ATA- und OTA – Ausbildung, Lernsituationen zu entwickeln, welche beide Ausbildungsschwerpunkte berücksichtigen. Auch ist darauf zu achten, dass Sie innerhalb der Ausbildungsdrittel durchgehend beide Ausbildungsgänge einbeziehen.

Kompetenzschwerpunkte einbeziehen Hier spielt die APrV eine bedeutsame Rolle, damit die notwendigen Kompetenzen im Unterrichtsgeschehen berücksichtigt werden und somit die Ausbildungsziele erreicht werden.

Komplexitätssteigerung Beachten Sie bei der Entwicklung der Lernsituation den Ausbildungsstand der Auszubildenden. So sollten Auszubildende zu Beginn mit „berufsorientierten Aufgaben" konfrontiert werden.

Im Verlauf der Ausbildung nehmen die Lernsituationen an Komplexität zu.

Bestimmung des Bildungsgehaltes Auch sollten Sie immer den Bildungsgehalt von Lernsituationen bestimmen. Dieser lässt sich zum Beispiel mit den Leitfragen von Klafki bestimmen, die Sie sicher alle kennen.

Mikroebene
Hier beginnt Ihre didaktische Ausgestaltung Ihrer entwickelten Lernsituation, in welchen unter anderem folgenden Aspekte berücksichtigt werden sollten:

- Sachanalyse der Unterrichtsinhalte
- exemplarisches Prinzip
- Kompetenzorientierung
- Wahl des didaktischen Ansatzes
- Sozialform
- Methoden und Medien

Das exemplarische Prinzip schließt Schlüsselprobleme ein. Nach Klafki handelt sich hierbei um immer wiederkehrende übergeordnete Probleme. Um Inhalte logisch und strukturiert aufeinander aufzubauen, eignen sich Handlungsstrukturen, da diese vollständige berufliche Handlungen umfassen.

3.1 Lernsituation erstellen

Formale Ausgestaltung der Lernsituation
Für die formale Ausgestaltung der Lernsituation ist ein Planungsraster von Kuckeland zu empfehlen. Dieses haben wir leicht modifiziert. Keine Berücksichtigung fanden die Schritte der Handlungsstruktur, didaktische Ansätze und Ausrichtung des Lehr-Lern-Arrangements. Die von uns erstellten Lernsituationen (Kap. 4, 5 und 6) sind als Vorschläge zu verstehen. Sie haben bestimmt eigene Vorlieben, sodass wir keine konkreten Vorgaben machen.

Folgende Punkte wurden in den Lernsituationen berücksichtigt:

Themen/Mottos Finden Sie kurze und prägnante, eventuell sogar provokante, Titel für Ihre Stunde.

Ausbildungsziele Hier sind die Ausbildungsziele aus dem ATA-OTA-G zu berücksichtigen. Bedenken Sie an dieser Stelle, dass es gemeinsame und getrennte Ausbildungsziele gibt.

Kompetenzschwerpunkte Was möchten Sie als Lehrkraft in Ihrer Stunde erreichen? Überlegen Sie, welches Ziel Sie anstreben und ziehen Sie hier die Kompetenzschwerpunkte der APrV mit ein. Bedenken Sie, dass sich die Tätigkeitsbeschreibungen stellenweise unterscheiden.

Zu fördernde Teilkompetenzen An dieser Stelle formulieren Sie die zu fördernden Teilkompetenzen für jede Stunde der Lernsituation aus. Zu berücksichtigende Teilkompetenzen können hier auf Grundlage der KMK-Selbstkompetenz, Sozialkompetenz, Kommunikative Kompetenz, Methodenkompetenz, Fachkompetenz und Lernkompetenz sein.

Inhaltscluster Hier stellen Sie die Inhalte Ihrer jeweiligen Stunde dar.

Art von Unterricht Es gibt verschiedene Unterrichtsformen. Möglich wären hier unter anderem theoretischer oder fachpraktischer Unterricht.

Methoden Es gibt eine Vielzahl an Unterrichtsmethoden. Hier sind Ihrer Kreativität keine Grenzen gesetzt. Innerhalb der dargestellten Lernsituationen geben wir Ihnen Arbeitsvorschläge an die Hand.

Sozialformen Ergibt sich aus Ihren gewählten Methoden, beispielsweise Einzelarbeit, Gruppenarbeit oder Plenumsarbeit.

Medien/Materialien Das Festhalten der benötigten Materialien für Ihre Stunde bietet Ihnen einen Überblick, um stets gut auf den Unterricht vorbereitet zu sein.

▶ Für den Unterricht benötigen Sie, gemeinsame und getrennte Räumlichkeiten, insbesondere in den Gruppenarbeiten. Im besten Fall führen Sie den Unterricht auf einer ruhigen Etage des Gebäudes durch. Sollte diese nicht im Gebäude möglich ist, kann ggf. ein Raum gemietet werden.

3.1.1 360°-Analyse

Wenn Sie bereits als Lehrkraft arbeiten, haben Sie sicherlich Ihre Methode zur detaillierten Sachanalyse gefunden. Wir haben uns für die 360°-Analyse nach Schneider et al. entschieden. Die 360°-Analyse nimmt die unterschiedlichen Perspektiven der beteiligten Akteure ein. Durch die verschiedenen Perspektiven ist es Ihnen als Lehrender möglich, alle unterschiedlichen Blickwinkel mit den unterschiedlichen Schwerpunkten, Zielsetzungen und Problemen zu berücksichtigen.

Orientierung an der Berufspraxis der Auszubildenden Auszubildende bringen Erfahrungen, Befürchtungen und Herausforderungen mit. Für Sie gilt es diese aufzudecken.

Anmerkung: Dieser Aspekt kann allerdings zur Herausforderung werden, da im gemeinsamen Unterricht beide Ausbildungen innerhalb der Berufspraxis (ATA und OTA) zu betrachten sind.

Orientierung an den Patienten und am Angehörigen Mit Patienten aller Altersstufen und deren Bezugspersonen, sollen ATA/OTA kommunizieren und interagieren. Deshalb ist es bedeutsam, Ängste, Gefühle und Bedürfnisse sowie mögliche Erfahrungen und Erwartungen von Patienten und Angehörigen miteinzubeziehen.

Orientierung an der Berufsfeldwissenschaft Hier sollen Sie aktuelle, berufsfeldwissenschaftliche Erkenntnisse, wie die Ergebnisse der Berufsfeldanalyse, also Tätigkeiten aus dem beruflichen Alltag, betrachten.

Anmerkung: Bisher sind nur wenige Forschungsergebnisse im Berufsfeld der ATA und OTA veröffentlicht. Sollte sich das ändern, sind diese Erkenntnisse von Ihnen miteinzubeziehen.

Orientierung an der Bezugswissenschaft Hier gilt es für Sie als Lehrkraft, Erkenntnisse und Inhalte der entsprechenden Thematik darzustellen.

Orientierung an der Zukunft Anforderungen, insbesondere aufgrund des demografischen Wandels, sind an dieser Stelle von Ihnen zu berücksichtigen.

Um die Perspektive der Auszubildenden hinreichend zu berücksichtigen, ist es notwendig, die Ausbildungsziele sowie die Kompetenzschwerpunkte der APrV als Grundlage zu nutzen. Sie werden feststellen, dass es bei der Erreichung der Ausbildungsziele bzw. Kompetenzschwerpunkte, immer wieder zu Problemen oder Schwierigkeiten kommen kann. Zur Identifikation möglicher Probleme und Schwierigkeiten im Berufsalltag, findet vorhandene Literatur Anwendung. Das folgende Beispiel soll Ihnen dieses Vorgehen verdeutlichen:

Das zu erreichende Ausbildungsziel (§ 7 ATA-OTA-G)
Die Ausbildung zur Anästhesietechnischen Assistentin oder zum Anästhesietechnischen Assistenten und zur Operationstechnischen Assistentin oder zum

Operationstechnischen Assistenten vermittelt die für die Berufsausübung erforderlichen fachlichen und methodischen Kompetenzen zur eigenverantwortlichen Durchführung und zur Mitwirkung, insbesondere in den operativen oder anästhesiologischen Bereichen der stationären und ambulanten Versorgung sowie in weiteren diagnostischen und therapeutischen Versorgungsbereichen, einschließlich der zugrunde liegenden Lernkompetenzen sowie der Fähigkeit zum Wissenstransfer und zur Selbstreflexion.

Mögliche Probleme bei der Erreichung des Ausbildungsziels
Die OP-Fallzahlen steigen immer weiter an, gleichzeitig herrscht in der Funktionsabteilung durch stetigen Fachkräftemangel Zeitdruck. Dieses liegt auch darin begründet, dass immer mehr ambulante Operationen durchgeführt werden. Aufgrund des Zeitmangels ist es nicht immer möglich, die erforderlichen fachlichen und methodischen Kompetenzen zur eigenverantwortlichen Durchführung und zur Mitwirkung zu fördern.

Auf Grundlage Ihrer bisher identifizierten Inhalte, Schwierigkeiten und Probleme aus den unterschiedlichen Perspektiven, ist es Ihnen nun möglich berufliche Schlüsselprobleme und Dilemmata abzuleiten.

3.1.2 360°-Analyse zum Thema „Sterben und Tod"

Anbei stellen wir Ihnen unsere 360°-Analyse zu der Thematik „Sterben und Tod" im Berufsfeld ATA/OTA vor.

Orientierung an der Berufspraxis
Perspektive Handelnde im Gesundheitswesen
In der nachfolgenden Tabelle Tab. 3.1, wird die Perspektive der Handelnden im Gesundheits- und Sozialwesen berücksichtigt. Dieses fußt auf den zu erreichenden Kompetenzschwerpunkten der ATA-OTA-APrV.

Tab. 3.1 360°- Analyse: Perspektive Handelnde im Gesundheits- und Sozialwesen auf Grundlage der zu erreichenden Kompetenzen

Zu erreichender Kompetenzschwerpunkt	Mögliche Probleme
1. Berufsbezogene Aufgaben im ambulanten und stationären Bereich eigenverantwortlich planen und strukturiert ausführen Die Auszubildenden b) unterstützen und überwachen fachgerecht Patienten aller Altersstufen vor, während und nach anästhesiologischen bzw. operativen Maßnahmen unter Berücksichtigung ihrer individuellen physischen, kognitiven und psychischen Situation und führen fachgerecht Prophylaxen durch	• Die Auszubildenden kennen die physiologischen Vorgänge des Sterbens nicht ausreichend und sind in der Situation überfordert • Die Auszubildenden sind nicht in der Lage, die Sterbephasen Menschen aller Altersstufen zu erkennen und wissen nicht, wie sie mit sterbenden Patienten umgehen sollen

(Fortsetzung)

Tab. 3.1 (Fortsetzung)

Zu erreichender Kompetenzschwerpunkt	Mögliche Probleme
4. Verantwortung für die Entwicklung der eigenen Persönlichkeit übernehmen (lebenslanges Lernen), berufliches Selbstverständnis entwickeln und berufliche Anforderungen bewältigen Die Auszubildenden a) verstehen den Beruf in seiner Eigenständigkeit, positionieren ihn im Kontext der Gesundheitsfachberufe, entwickeln unter Berücksichtigung berufsethischer und eigener ethischer Überzeugungen ein eigenes berufliches Selbstverständnis und bringen sich kritisch in die Weiterentwicklung des Berufs ein d) reflektieren persönliche und berufliche Herausforderungen in einem fortlaufenden, auch im zunehmenden Einsatz digitaler Technologien begründeten, grundlegenden Wandel der Arbeitswelt und leiten daraus ihren Lernbedarf ab f) erhalten und fördern die eigene Gesundheit, setzen dabei gezielt Strategien zur Kompensation und Bewältigung unvermeidbarer beruflicher Belastungen ein und nehmen frühzeitig Unterstützungsangebote wahr oder fordern diese aktiv ein	• Der Tod von Patienten, insbesondere von Kindern, kann für die Auszubildenden zur emotionalen Belastung werden • Die Auszubildenden sind unsicher, wie sie mit Ängsten von sterbenden Patienten umgehen sollen und können ihr Handeln nur bedingt reflektieren • Die Auszubildenden kennen keine Unterstützungsangebote zum Aufarbeiten herausfordernder Situationen und nehme diese dementsprechend nicht wahr • Ethisches Dilemma vor Multiorganentnahme empfinden • Die Auszubildenden sind sich der ethischen Aspekte einer Organentnahme nicht bewusst
6. Mit Patienten aller Altersstufen und deren Bezugspersonen unter Berücksichtigung soziologischer, psychologischer, kognitiver, kultureller und ethischer Aspekte kommunizieren und interagieren Die Auszubildenden a) richten Kommunikation und Interaktion an Grundlagen aus Psychologie und Soziologie aus und orientieren sich an berufsethischen Werten c) nehmen die psychischen, kognitiven und physischen Bedürfnisse und Ressourcen von Patienten aller Altersstufen sowie von deren Bezugspersonen individuell und situationsbezogen wahr, richten ihr Verhalten und Handeln danach aus und berücksichtigen dabei auch geschlechtsbezogene und soziokulturelle Aspekte d) beachten die besonderen Bedürfnisse von sterbenden Patienten aller Altersstufen sowie ihrer Angehörigen f) informieren und beraten bei Bedarf Patienten aller Altersstufen sowie deren Bezugspersonen im beruflichen Kontext	• Kommunikationsprobleme in herausfordernden Situationen mit sterbenden Patienten (verbal und nonverbal) • Trauer und tragende Ereignisse verdrängen • Nach dem Versterben von Patienten schnell zur Tagesordnung zurückkommen • Im Todesfall an hinterlassene Angehörige denken • Angst die Angehörigen der Verstorbenen zu treffen und keine Worte zu finden • Angst verstorbene Menschen zu versorgen, die Auszubildenden wissen nicht, wie sie mit Verstorbenen umgehen sollen
7. In lebensbedrohlichen Krisen- und Katastrophensituationen zielgerichtet handeln Die Auszubildenden b) wirken interprofessionell und interdisziplinär bei der weiteren Notfallversorgung von Patienten aller Altersstufen mit d) wirken in Not- und Katastrophensituationen bei der Versorgung gefährdeter Patienten aller Altersstufen mit	• Die Auszubildenden sind unsicher im Notfallmanagement, wenn Patienten einen Herz-Kreislauf-Stillstand erleiden • Die Auszubildenden sind überfordert, wenn Patienten Herz-Kreislauf-Stillstand erleiden

3.1 Lernsituation erstellen

Perspektive Team

In Tabelle Tab. 3.2 wird die Perspektive des Teams berücksichtigt. Dieses fußt auf den zu erreichenden Kompetenzschwerpunkten der APrV.

Perspektive Organisation

Zu erreichender Kompetenzschwerpunkt

5. Das eigene Handeln an rechtlichen Vorgaben und Qualitätskriterien ausrichten

Die Auszubildenden

a) üben den Beruf im Rahmen der relevanten rechtlichen Vorgaben sowie unter Berücksichtigung ihrer ausbildungs- und berufsbezogenen Rechte und Pflichten aus,

b) kennen das deutsche Gesundheitswesen in seinen wesentlichen Strukturen, erfassen Entwicklungen in diesem Bereich und schätzen die Folgen für den eigenen Beruf ein,

c) berücksichtigen im Arbeitsprozess Versorgungskontexte und Systemzusammenhänge und beachten ökonomische und ökologische Prinzipien.

Tab. 3.2 360°- Analyse: Perspektive des Teams auf Grundlage der zu erreichenden Kompetenzschwerpunkte

Zu erreichender Kompetenzschwerpunkt	Mögliche Probleme
3. Interdisziplinäres und interprofessionelles Handeln verantwortlich mitgestalten Die Auszubildenden b) übernehmen Mitverantwortung bei der interdisziplinären und interprofessionellen Behandlung und Versorgung von Patienten aller Altersstufen und unterstützen die Sicherstellung der Versorgungskontinuität an interprofessionellen und institutionellen Schnittstellen c) übernehmen Mitverantwortung für die Organisation und Gestaltung gemeinsamer Arbeitsprozesse auch im Hinblick auf Patientenorientierung und -partizipation d) beteiligen sich an Teamentwicklungsprozessen und gehen im Team wertschätzend miteinander um e) sind aufmerksam für Spannungen und Konflikte im Team, reflektieren diesbezüglich die eigene Rolle und bringen sich zur Bewältigung von Spannungen und Konflikten konstruktiv ein	• Im Team tragende Ereignisse verdrängen • Galgenhumor erleben • Trauerrituale werden im Team nicht gelebt, es wird ohne Reflexion zur Tagesordnung übergegangen

Mögliche Probleme bei der Erreichung des Kompetenzschwerpunktes
- Durch den im OP herrschenden Zeitdruck sind die OP-Fachkräfte belastet und haben keine Zeit, sich ihren Gefühlen bei dem Versterben von Patienten zu stellen
- Durch den Zeitdruck haben Praxisanleitende nicht immer direkt Zeit, sich um betroffene Auszubildende zu kümmern
- Aufgrund des Zeitdruckes schnell zur Tagesordnung zurückkommen

Institutionelle Vorgaben
Institutionelle Verfahrensanweisung zur Aufbahrung von Leichen vorhanden.

Mögliche Probleme bei der Erreichung der Vorgaben
- Unzureichende Berufsfeldwissenschaft im OP
- Umgang mit Verstorbenen im OP ist wenig bekannt, es gibt nur wenige Kliniken mit Verfahrensanweisungen
- Nur wenige Angebote zur Supervision im OP vorhanden
- Nur wenige OP-Abteilungen verfügen über Trauerrituale

Orientierung an den Patienten und am Angehörigen
Orientierung an Patienten Patienten, die sich einer Operation unterziehen müssen, leiden häufig unter Ängsten. Dieses kann die Angst vor Einsamkeit oder Isolation sein, aber auch belastende Gefühle, wie Wut über die eigene Hilflosigkeit, können sich zeigen. Des Weiteren können die Patienten Ängste vor Komplikationen oder das Versterben während der Operation durchleben.

Die Patienten erwarten während einer Operation, dass ihre Sicherheit stets gewährleistet ist und dass sie eine optimale Versorgung erfahren. Des Weiteren wünschen die Patienten sich häufig Verständnis für ihre Situation und eine offene Kommunikation.

Orientierung an den Angehörigen Wenn Patienten während einer Operation versterben, fühlen Angehörige sich häufig hilflos. Sie durchleben Ängste, sind geschockt und neben ihrer Trauer und Verzweiflung über den Verlust, kann eine Überforderung und Verdrängung der Situation entstehen.

Die Angehörigen erwarten Aufklärung und Informationen, Unterstützung zur Bewältigung der Situation sowie eine offene Kommunikation. Außerdem ist eine würdevolle Verabschiedung mit ausreichender Privatsphäre, neben einer guten Beratung und Einbeziehung der Angehörigen, ein häufig geäußerter Wunsch. Aber auch die Linderung der Symptome in der Sterbephase ist ein wichtiger Aspekt für die Angehörigen der Patienten.

Orientierung an der Bezugswissenschaft Die zu berücksichtigenden Bezugswissenschaften in der ATA-OTA-Ausbildung finden sich in den Kompetenzschwerpunkten der APrV.

In Tab. 3.3, 3.4, 3.5, 3.6, 3.7 und 3.8 werden die notwendigen Bezugswissenschaften in der 360°- Analyse berücksichtigt. Als letzter Punkt der 360°-Analyse muss auch die Zukunft aus unterschiedlichen Perspektiven berücksichtigt werden.
Orientierung an der Zukunft

3.1 Lernsituation erstellen

Tab. 3.3 360°- Analyse: Zu berücksichtigende Bezugswissenschaft Psychologie auf Grundlage der zu erreichenden Kompetenzschwerpunkte

Zu erreichender Kompetenzschwerpunkt	Notwendige Bezugswissenschaft: Psychologie
3. Interdisziplinäres und interprofessionelles Handeln verantwortlich mitgestalten Die Auszubildenden d) beteiligen sich an Teamentwicklungsprozessen und gehen im Team wertschätzend miteinander um	• Verdrängungsprozesse erkennen und durchbrechen • Umgang mit den eigenen Gefühlen • Umgang mit herausfordernden Situationen im Team
6. Mit Patienten aller Altersstufen und deren Bezugspersonen unter Berücksichtigung soziologischer, psychologischer, kognitiver, kultureller und ethischer Aspekte kommunizieren und interagieren Die Auszubildenden d) beachten die besonderen Bedürfnisse von sterbenden Patienten aller Altersstufen sowie ihrer Angehörigen	• Pflege von sterbenden und verstorbenen Patienten
e) erkennen Kommunikationsbarrieren und setzen auch unter Nutzung nonverbaler Möglichkeiten unterstützende und kompensierende Maßnahmen ein	• Kommunikationsmodelle • Umgang mit Wut und Trauer bei Patienten

Tab. 3.4 360°- Analyse: Zu berücksichtigende Bezugswissenschaft Physiologie auf Grundlage der zu erreichenden Kompetenzschwerpunkte

Zu erreichender Kompetenzschwerpunkt	Notwendige Bezugswissenschaft: Physiologie
1. Berufsbezogene Aufgaben im ambulanten und stationären Bereich eigenverantwortlich planen und strukturiert ausführen Die Auszubildenden b) unterstützen und überwachen fachgerecht Patienten aller Altersstufen vor, während und nach anästhesiologischen bzw. operativen Maßnahmen unter Berücksichtigung ihrer individuellen physischen, kognitiven und psychischen Situation und führen fachgerecht Prophylaxen durch	• Begriffserklärungen wie biologischer und klinischer Tod • Sterbephasen nach Kübler Ross • Todeskonzepte von Kindern • Sichere und unsichere Todeszeichen
2. Bei der medizinischen Diagnostik und Therapie mitwirken und ärztliche Anordnungen eigenständig durchführen Die Auszubildenden a) wirken bei der medizinischen Diagnostik und Therapie bei Patienten aller Altersstufen mit b) führen ärztlich veranlasste Maßnahmen eigenständig durch	• Symptomlinderung in der Sterbephase

Tab. 3.5 360°- Analyse: Zu berücksichtigende Bezugswissenschaft Soziologie auf Grundlage der zu erreichenden Kompetenzschwerpunkte

Zu erreichender Kompetenzschwerpunkt	Notwendige Bezugswissenschaft: Soziologie
3. Interdisziplinäres und interprofessionelles Handeln verantwortlich mitgestalten Die Auszubildenden b) übernehmen Mitverantwortung bei der interdisziplinären und interprofessionellen Behandlung und Versorgung von Patienten aller Altersstufen und unterstützen die Sicherstellung der Versorgungskontinuität an interprofessionellen und institutionellen Schnittstellen d) beteiligen sich an Teamentwicklungsprozessen und gehen im Team wertschätzend miteinander um	• Kommunikation im Team • Teambuilding (Rituale für das Team, wenn Patienten intraoperativ versterben)
4. Verantwortung für die Entwicklung der eigenen Persönlichkeit übernehmen (lebenslanges Lernen), berufliches Selbstverständnis entwickeln und berufliche Anforderungen bewältigen Die Auszubildenden f) erhalten und fördern die eigene Gesundheit, setzen dabei gezielt Strategien zur Kompensation und Bewältigung unvermeidbarer beruflicher Belastungen ein und nehmen frühzeitig Unterstützungsangebote wahr oder fordern diese aktiv ein	• Hilfeangebote für ATA/OTA
6. Mit Patienten aller Altersstufen und deren Bezugspersonen unter Berücksichtigung soziologischer, psychologischer, kognitiver, kultureller und ethischer Aspekte kommunizieren und interagieren Die Auszubildenden c) nehmen die psychischen, kognitiven und physischen Bedürfnisse und Ressourcen von Patienten aller Altersstufen sowie von deren Bezugspersonen individuell und situationsbezogen wahr, richten ihr Verhalten und Handeln danach aus und berücksichtigen dabei auch geschlechtsbezogene und soziokulturelle Aspekte d) beachten die besonderen Bedürfnisse von sterbenden Patienten aller Altersstufen sowie ihrer Angehörigen	• Ängste der Patienten erkennen und ernst nehmen • Kommunikation mit trauernden Angehörigen • Menschen in besonderen Lebenssituationen betreuen

Tab. 3.6 360°- Analyse: Zu berücksichtigende Bezugswissenschaft Krankheitslehre auf Grundlage der zu erreichenden Kompetenzschwerpunkte

Zu erreichender Kompetenzschwerpunkt	Notwendige Bezugswissenschaft: Krankheitslehre
7. In lebensbedrohlichen Krisen- und Katastrophensituationen zielgerichtet handeln Die Auszubildenden a) erkennen frühzeitig lebensbedrohliche Situationen, treffen erforderliche Interventionsentscheidungen und leiten lebenserhaltende Sofortmaßnahmen nach den geltenden Richtlinien bis zum Eintreffen der Ärztin oder des Arztes ein	• Lebensbedrohliche Situationen und Erkrankungen im OP • Unerwartete Ereignisse während der Operation

Tab. 3.7 360°- Analyse: Zu berücksichtigende Bezugswissenschaft Ethik auf Grundlage der zu erreichenden Kompetenzschwerpunkte

Zu erreichender Kompetenzschwerpunkt	Notwendige Bezugswissenschaft: Ethik
4. Verantwortung für die Entwicklung der eigenen Persönlichkeit übernehmen (lebenslanges Lernen), berufliches Selbstverständnis entwickeln und berufliche Anforderungen bewältigen Die Auszubildenden a) verstehen den Beruf in seiner Eigenständigkeit, positionieren ihn im Kontext der Gesundheitsfachberufe, entwickeln unter Berücksichtigung berufsethischer und eigener ethischer Überzeugungen ein eigenes berufliches Selbstverständnis und bringen sich kritisch in die Weiterentwicklung des Berufs ein d) reflektieren persönliche und berufliche Herausforderungen in einem fortlaufenden, auch im zunehmenden Einsatz digitaler Technologien begründeten, grundlegenden Wandel der Arbeitswelt und leiten daraus ihren Lernbedarf ab	• Organspende • Transplantation • Explantation
6. Mit Patienten aller Altersstufen und deren Bezugspersonen unter Berücksichtigung soziologischer, psychologischer, kognitiver, kultureller und ethischer Aspekte kommunizieren und interagieren Die Auszubildenden d) beachten die besonderen Bedürfnisse von sterbenden Patienten aller Altersstufen sowie ihrer Angehörigen	• Religiöse und kulturelle Rituale • Spiritualität • Verabschiedung für die Angehörigen ermöglichen

Tab. 3.8 360°- Analyse: Zu berücksichtigende Bezugswissenschaft Recht auf Grundlage der zu erreichenden Kompetenzschwerpunkte

Zu erreichender Kompetenzschwerpunkt	Notwendige Bezugswissenschaft: Recht
6. Mit Patienten aller Altersstufen und deren Bezugspersonen unter Berücksichtigung soziologischer, psychologischer, kognitiver, kultureller und ethischer Aspekte kommunizieren und interagieren Die Auszubildenden d) beachten die besonderen Bedürfnisse von sterbenden Patienten aller Altersstufen sowie ihrer Angehörigen	• Organspendeausweis • Deutsche Stiftung Organtransplantation (DSO)

Perspektive ATA und OTA

- Transplantationen und Explantationen nehmen wieder zu, somit werden die Auszubildenden mit dem Thema vermehrt konfrontiert werden
- Die Zahl hochaltriger und multimorbider Menschen steigen, somit ist mit einer höheren Todesrate im OP und unmittelbar danach zu rechnen
- Kinder im OP stellen eine große Herausforderung dar. Im Gegensatz zu früher, werden die Eltern der Kinder in den anästhesiologischen und operativen Verlauf mehr integriert.

Perspektive Team

- In Zeiten von personeller Unterbesetzung bleibt keine Zeit sich im Team, mit den eigenen Emotionen auseinanderzusetzen, wenn bereits die nächsten Patienten warten

Perspektive Organisation

- Hilfen für die betroffenen Mitarbeiter sollten bekannt sein, damit die Mitarbeiter das Erlebte verarbeiten können. Nur so ist es möglich, dass Mitarbeitende in ihrem Beruf bleiben und die personelle Unterbesetzung nicht zusätzlich ansteigt

Schlüsselprobleme und Dilemmata

Auf Grundlage der 360°- Analyse konnten wir folgende Schlüsselprobleme identifizieren:

- Als ATA/OTA Angst haben, bei palliativen Patienten aller Altersstufen und ihren Angehörigen nicht die richtigen Worte zu finden (zum Beispiel in der Einschleussituation oder im Aufwachraum)
- Als ATA/OTA Zeitdruck erleben

- Als ATA/OTA eigene Hilflosigkeit bei Tod im OP erleben
- Als ATA/OTA die eigene Trauer verdrängen
- Als ATA/OTA Angst vor Explantation haben

Folgende Dilemmata konnten wir ableiten:

- Vereinbarkeit von Berücksichtigung besonderer Bedürfnisse von sterbenden Menschen und ihren Angehörigen und Zeitdruck
- Vereinbarkeit von Strategien zur Kompensation und Bewältigung beruflicher Belastungen und Zeitdruck
- Vereinbarkeit von Beruf und Privatleben
- Vereinbarkeit von eigenen ethischen Überzeugungen und geltenden Richtlinien (im Kontext Transplantation und Explantation)

Inhalte der Lernsituationen
In Tab. 3.9 finden Sie die berücksichtigten und in Tab. 3.10 die nicht berücksichtigten Inhalte in den Lernsituationen.

Tab. 3.9 Berücksichtigte Inhalte in den Lernsituationen

Berücksichtige Inhalte in der Unterrichtsreihe Sterben und Tod im OP	Begründung auf Grundlage der 360-Grad-Analyse
• Standard für Explantation und Organtransplantation	• Da eine Berufsfeldwissenschaft fehlt, wird hier auf die internen Leitlinien zurückgegriffen
• Ethische Aspekte der Organentnahme	• Angst und/oder ethisches Dilemma vor Multiorganentnahme empfinden
• Verdrängungsprozesse erkennen und durchbrechen • Umgang mit den eigenen Gefühlen • Umgang mit herausfordernden Situationen	• In der 360-Grad-Analyse wurde festgestellt, dass ATA/OTA schnell zur Tagesordnung zurückkommen müssen, somit bleibt keine Zeit für die Verarbeitung der Erlebnisse
• Pflege von sterbenden und verstorbenen Patienten • Begriffserklärungen wie biologischer und klinischer Tod • Sterbephasen nach Kübler Ross • Sichere und unsichere Todeszeichen • Standards zur Aufbahrung intraoperativ Verstorbener	• Die Zahl hochaltrigen und multimorbiden Menschen steigt, somit ist mit einer höheren Todesrate im OP und unmittelbar danach zu rechnen • Der OP muss als Sterbeort anerkannt werden
• Hilfeangebote für ATA/OTA	• Da bisher nur wenige Hilfsangebote für den OP vorhanden sind, ist es wichtig, dass die Auszubildenden Hilfeangebote kennen und diese nutzen können

(Fortsetzung)

Tab. 3.9 (Fortsetzung)

Berücksichtige Inhalte in der Unterrichtsreihe Sterben und Tod im OP	Begründung auf Grundlage der 360-Grad-Analyse
• Ängste der Patienten erkennen und ernst nehmen • Umgang mit Wut und Trauer bei Patienten	• Um dem Bedürfnis nach Sicherheit der Patienten gerecht zu werden
• Kommunikation mit trauernden Angehörigen	• Die Angehörigen erleben unter anderem Trauer und Wut, durch die Berücksichtigung der Angehörigen in den vorliegenden Lernsituationen werden die Auszubildenden auf diese Situation vorbereitet • Verabschiedung für die Angehörigen ermöglichen
• Teambuilding (Rituale für das Team, wenn Patienten intraoperativ versterben) • Kommunikation im Team	• In der 360-Grad-Analyse wurde festgestellt, dass tragende Ereignisse im Team verdrängt werden und Galgenhumor zutage tritt, auch weil in Zeiten von personeller Unterbesetzung keine Zeit bleibt, sich im Team mit den eigenen Emotionen auseinanderzusetzen, wenn bereits die nächsten Patienten warten • Rituale könnten helfen, diesen Verdrängungsprozess zu durchbrechen • Ebenso wichtig, um diese Erlebnisse zu verarbeiten ist die Kommunikation unter Kollegen
• Versorgung Verstorbener	• Den OP als Sterbeort anerkennen • Religiöse und kulturelle Rituale • Spiritualität
• Trauerphasen der Angehörigen	• Trauernde Angehörige sind in den Funktionsabteilungen wie Notaufnahme oder Endoskopie sowie auf der Pflegestation anzutreffen, wo Auszubildende Einsätze absolvieren
• Organspendeausweis	• In der 360°- Analyse wurde festgestellt, dass Explantationen im OP vorkommen können, sodass grundlegende Kenntnisse eines Organspendeausweises für die Auszubildenden zum besseren Verständnis dienen

Tab. 3.10 Nicht berücksichtigte Inhalte in den Lernsituationen

Inhalte, die in der Unterrichtsreihe Sterben und Tod im OP nicht berücksichtigt wurden	Begründung
• Symptomlinderung in der Sterbephase	• Wird im Modul „Betreuung, Unterstützung und Überwachung von Patienten in unterschiedlichen Lebenslagen" gelehrt
• Menschen in besonderen Lebenssituationen betreuen	• Wird im Modul „Betreuung, Unterstützung und Überwachung von Patienten in unterschiedlichen Lebenslagen" gelehrt
• Lebensbedrohliche Situationen und Erkrankungen im OP	• Wird im Modul „Notfallmanagement" gelehrt
• Kommunikationsmodelle	• Wird im Modul „Kommunikation, Theorien und Modelle" gelehrt und bedarf keiner konkreten Wiederholung
• Ethik und Moral	• Wird im Modul „Ethisch und moralisch reflektiert handeln" gelehrt

Literatur

Anästhesietechnische- und Operationstechnische-Assistenten-Gesetz. (2019). https://www.gesetze-im-internet.de/ata-ota-g/BJNR276810019.html. Zugegriffen: 12. März 2025.

Anästhesietechnische- und Operationstechnische-Assistenten-Ausbildungs- und Prüfungsverordnung. https://www.gesetze-im-internet.de/ata-ota-aprv/BJNR229510020.html. Zugegriffen: 12. März 2025.

Bundeszentrale für gesundheitliche Aufklärung. (2023). Statistiken zur Organspende für Deutschland und Europa. https://www.organspende-info.de/zahlen-und-fakten/statistiken/. Zugegriffen: 12. März 2025.

Düpjohann, A., & Rewer, E. (2023). *Kompetenzorientierter Unterricht in der ATA-OTA-Ausbildung*. Springer.

Friesacher, H. (2013). Habe Mut, deinem Gewissen zu folgen. *Im OP, 3*(6), 257–261.

Gottschalk, A., Van Aken, H., Zenz, M., & Standl, T. (2011). Is anesthesia dangerous? *Deutsches Ärzteblatt International, 108*(27), 469–74. https://doi.org/10.3238/arztebl.2011.0469. 10.3238/arztebl.2011.0469.

Hiltensperger, M. (2012). Sterben-dort, wo's nicht hingehört. *Im OP, 2*(5), 196–200.

Karim, J., Ahmad, A., Merican, A., & Ja'afar, M. (2011). Patient perception of the support initiative of perioperative care In: The New Iraqui Journal of Medicine (1), 5–8. https://www.researchgate.net/publication/286555842_Patient_perception_of_the_support_initiative_of_perioperative_care. Zugegriffen: 12. März 2025.

Karsson, A-C., Ekebergh, M., Mauléon, A., & Österberg, S. (2013). An intraoperative caring model – the ‚awake' patient's need for a genuine caring encounter [PDF-FILE]. In: Clinical Nursing Studies. 1 (4). https://www.diva-portal.org/smash/get/diva2:834435/FULLTEXT01.pdf. Zugegriffen: 12. März 2025.

Kränzle, S., Schmid, U., & Seeger, C. (2022). *Palliative Care. Praxis, Weiterbildung, Studium* (7. Aufl.). Springer.

Kuckeland, H., & Schneider, K. (2016). Schulnahe Curriculumentwicklung in der Pflegeausbildung. *Unterricht Pflege, 21*(3), 2–15.

Kuckeland, H. (2020a). Glossar: Begriffe der Curriculumentwicklung. *Unterricht Pflege, 25*(2), 51–59.

Kuckeland, H. (2020b). Mikroebene: Konkrete Gestaltung einer generalistischen Lernsituation – Menschen mit herausforderndem Verhalten bei der Körperpflege unterstützen. *Unterricht Pflege, 25*(3), 36–53.

Kultusministerkonferenz (2021). Handreichung für die Erarbeitung von Rahmenlehrplänen der Kultusministerkonferenz für den berufsbezogenen Unterricht in der Berufsschule und ihre Abstimmung mit Ausbildungsordnungen des Bundes für anerkannte Ausbildungsberufe. https://www.kmk.org/fileadmin/veroeffentlichungen_beschluesse/2021/2021_06_17-GEP-Handreichung.pdf. Zugegriffen: 12. März 2025.

Kübler-Ross, E. (2014). *Interviews mit Sterbenden* (6. Aufl.). Freiburg im Breisgau: Kreuz Verlag.

Saunders, C. (Hrsg.) (1999). *Hospiz und Begleitung im Schmerz. Wie wir sinnlose Apparatemedizin und einsames Sterben vermeiden können.* (4. Aufl). Herder.

Schäfer, K. (2019). *Trösten-aber wie? Ein Leitfaden zur Begleitung von Trauernden und Kranken.* Friedrich Pustet.

Schneider, K. & Schlosser, D. (k. D.). *Kriterien für die Erstellung eines Unterrichtsentwurfes für den Studiengang MA BIG.* Unveröffentlichte Seminarunterlagen

Schneider, K., & Hamar, C. (2020a). Meso- und Mikroebene: Allgemeiner Handlungsleitfaden zur Entwicklung von Curricula für die generalistische Pflegeausbildung. *Unterricht Pflege, 25*(2), 18–50.

Schneider, K., & Hamar, C. (2020b). Mikroebene: Handlungsleitfaden für die Konstruktion von Lernsituationen mit ihren Lehr-Lern-Arrangements. *Unterricht Pflege, 25*(3), 2–35.

Trachsel, N., & Noyon, A. (2017). *Ratgeber Lebensende, Sterben und Tod. Information für Betroffene und Angehörige.* Hogrefe.

Witt-Loers, S. (2009). *Sterben, Tod und Trauer in der Schule. Eine Orientierungshilfe.* Vandenhoeck und Ruprecht.

Zernikow, B., & Bunk, N. (2021). Todeskonzepte und individuelle Bedürfnisse von Kindern und Jugendlichen. *Pädiatrische Palliativversorgung – Grundlagen* (S. 67–78). Springer.

4 Beispielhafte Lernsituation „Sterbende und verstorbene Menschen würdevoll begleiten"

Zusammenfassung

In der beispielhaften Lernsituation „Sterbende und verstorbene Menschen würdevoll begleiten" sollen die Auszubildenden den Umgang mit dem Tod erlernen. Es geht unter anderem darum, dass die Auszubildenden eigene Gefühle wahrnehmen, um am Ende Sterbende und verstorbene Menschen achtungsvoll begleiten zu können.

▶ Voraussetzung zur Durchführung dieser Lernsituation, ist ein voraus geschalteter Unterricht zum Thema Ethik und Moral. Als Lehrkraft und Praxisanleitende ist es unerlässlich, sich in innerhalb dieser Thematik mit dem ICN – Ethikkodex sowie dem Deutschen Ethikkodex Anästhesie- und Operationstechnische Assistenz auseinanderzusetzen, da dieser frühzeitig in der Ausbildung verinnerlicht werden sollte.

Bedenken Sie zudem, dass Sie in der Vorbereitung der Lernsituation beide Ausbildungen berücksichtigen sollten. Das impliziert den Einbezug der jeweiligen praktischen Einsatzbereiche.

Stellen Sie gemeinsam mit den Auszubildenden Regeln im respektvollen Umgang miteinander für diese Lernsituation auf und visualisieren Sie diese durchgehend. So sorgen Sie für ein lernförderliches Klima.

In Tab. 4.1 wird die Lernsituation „Sterbende und verstorbene Menschen würdevoll begleiten" im siebten Theorieblock verortet. Wir haben uns für den siebten Theorieblock entschieden, da die Auszubildenden vermutlich zu diesem Zeitpunkt bereits Erfahrungen mit der Thematik Sterben und Tod in der Praxis gemacht haben.

Tab. 4.1 Zuordnung der Lernsituation „Sterbende und verstorbene Menschen würdevoll begleiten" im 7. Theorieblock 2. Ausbildungsdrittel (formal angelehnt an Kuckeland)

Titel der Lernsituation	Vorgesehene Stunden	Curriculare Verortung											
		1. Ausbildungsdrittel				2. Ausbildungsdrittel				3. Ausbildungsdrittel			
		1. TB	2. TB	3. TB	4. TB	5. TB	6. TB	7. TB	8. TB	9. TB	10. TB	11. TB	12. TB
Sterbende und verstorbene Menschen würdevoll begleiten	25							x					

▶ Innerhalb der ATA-OTA-Ausbildung gibt es keine Richtlinie, zu welchem Zeitpunkt der Ausbildung die jeweiligen Einsätze zu absolvieren sind. Überlegen Sie auf institutioneller Ebene unter Berücksichtigung der praktischen Ausbildungsträger, zu welchem Zeitpunkt der Ausbildung die Lernsituation durchgeführt werden sollte.

In den nachfolgenden Tabellen wird die Lernsituation anhand des vorgestellten Planungsrasters dargestellt.

1. und 2. Stunde der Lernsituation
Durch das ausgewählte Stundenmotto der 1. und 2. Stunde (Tab. 4.2) *Welche Wünsche und Befürchtungen habe ich, wenn ich den Titel der Lernsituation lese?* wird das Prinzip der Individualisierung und der Mitbestimmung gewahrt. Sollten Wünsche benannt werden, die in der Lernsituation nicht berücksichtigt sind, gilt es diese ggf. mit aufzunehmen.

Wichtig
Innerhalb der Lernsituation ist es unerlässlich, die Auszubildenden nach Wünschen und Befürchtungen im Umgang mit dem Thema zu fragen.

Teilen Sie den Auszubildenden mit, dass es innerhalb des Austausches kein Richtig oder Falsch gibt und das alles gesagt werden darf. Machen Sie die Auszubildenden darauf aufmerksam, dass es ggf. Zeit benötigt, eigene Emotionen in Worte fassen zu können – es ist demnach von Wichtigkeit, jeden einzelnen ausreden zu lassen. Überlegen Sie sich vorab, ob die Gespräche zunächst in Gruppen stattfinden und ob eine Lehrkraft zugegen sein soll.

Bedenken Sie, dass es möglicherweise Lerninhalte gibt, die in der Lernsituation nicht berücksichtigt sind. Es liegt dann an Ihnen, ob Sie die Inhalte mit aufnehmen wollen und können.

Arbeitsvorschläge
- Da es in dieser Unterrichtsstunde um die Gefühlswelt der Auszubildenden geht, sollten sie die Auszubildenden eigenständig in Gruppen einteilen lassen. Da es zu vielen Gruppen kommen kann, sollten Sie ausreichend Räumlichkeiten vorbereiten.
- Erstellen Sie Karten, worauf Sie das Stundenmotto als Fragestellung fixieren, damit die Auszubildenden wissen, was sie tun sollen.
- Bereiten Sie Moderationskarten vor, sodass die Auszubildenden Ihre Erwartungen, Wünsche und Befürchtungen, bezüglich der Thematik verschriftlichen können. Im Anschluss können diese Karten der Gruppen gesammelt und geclustert werden.
- Machen Sie zum Abschluss eine Stimmungsabfrage anhand von Bilderkarten. Diese Abstimmung können Sie auch zum Anfang durchführen, allerdings könnten dann Wünsche und Befürchtungen durch die Aussagen beeinflusst werden.
- Erarbeiten Sie gemeinsam Regeln für die gesamte Lernsituation.

Tab. 4.2 Planungsraster der Lernsituation „Sterbende und verstorbene Menschen würdevoll begleiten" im 7. Theorieblock, 2. Ausbildungsdrittel, 1. und 2. Stunde (formal angelehnt an Kuckeland)

Aspekte	Stunden
	7. Theorieblock – 1. und 2. Stunde
Themen/Mottos	Welche Wünsche und Befürchtungen habe ich, wenn ich den Titel der Lernsituation lese?
Übergeordnete Zielsetzungen	Die Auszubildenden setzen sich mit individuellen Wünschen und Befürchtungen im Kontext der Lernsituation auseinander
	Die Auszubildenden stellen verlässlich einzuhaltende Regeln im Umgang miteinander auf und weisen sich gegenseitig darauf hin, diese Regeln einzuhalten
Ausbildungsziele nach ATA-OTA-G	Die Auszubildenden erkennen ihre persönliche und fachliche Weiterentwicklung als notwendig an und verstehen lebenslanges Lernen als Teil der eigenen beruflichen Biographie. Die Auszubildenden entwickeln ein professionelles, ethisch fundiertes berufliches Selbstverständnis, das der Bedeutung ihrer zukünftigen Tätigkeit angemessen ist
Zielsetzungen innerhalb der Kompetenzschwerpunkte nach APrV	Die Auszubildenden reflektieren persönliche und berufliche Herausforderungen in einem fortlaufenden, auch im zunehmenden Einsatz digitaler Technologien begründeten, grundlegenden Wandel der Arbeitswelt und leiten daraus ihren Lernbedarf ab
	4d
Zu fördernde Teilkompetenzen	**Selbstkompetenz** Die Auszubildenden hinterfragen eigene Wünsche und Befürchtungen und beschäftigen sich mit Wertvorstellungen innerhalb der Gruppe
	Sozialkompetenz Die Auszubildenden setzen sich empathisch, mit eigenen Wertvorstellungen und denen der anderen Gruppenmitglieder, auseinander
	Kommunikative Kompetenz Die Auszubildenden gestalten gemeinsam Regeln im Umgang miteinander und weisen sich gegenseitig darauf hin, diese Regeln einzuhalten
Inhalts-Cluster	Erwartungen, Wünsche und Befürchtungen benennen und wahrnehmen, Umgangsregeln aufstellen
Arten von Unterricht	Theoretischer Unterricht
Mögliche Methoden	Siehe Arbeitsvorschläge
Sozialformen	Einzelarbeit, Gruppenarbeit, Plenum
Medien/Materialien	Je nach gewählter Methode

3. und 4. Stunde der Lernsituation

Durch die ausgewählten Stundenmottos *Wie wird in meinem privaten Umkreis über Sterben und Tod gesprochen? Was assoziere ich mit Leben, Sterben und Tod?* und *Welche Erlebnisse zum Thema Sterben und Tod hatte ich bisher in meinem beruflichen Alltag?* der 3. und 4. Stunde der Lernsituation (Tab. 4.3) wird an die

Tab. 4.3 Planungsraster der Lernsituation „Sterbende und verstorbene Menschen würdevoll begleiten" im 7. Theorieblock, 2. Ausbildungsdrittel, 3. und 4. Stunde (formal angelehnt an Kuckeland)

Aspekte	Stunden
	7. Theorieblock – 3. und 4. Stunde
Themen/Mottos	Wie wird in meinem privaten Umkreis über Sterben und Tod gesprochen?
	Was assoziiere ich mit Leben, Sterben und Tod?
	Welche Erlebnisse zum Thema Sterben und Tod hatte ich bisher in meinem beruflichen Alltag?
Übergeordnete Zielsetzungen	Die Auszubildenden setzen sich mit Leben, Sterben und Tod im privaten und beruflichen Kontext auseinander
Ausbildungsziele nach ATA-OTA-G	Die Auszubildenden erkennen ihre persönliche und fachliche Weiterentwicklung als notwendig an und verstehen lebenslanges Lernen als Teil der eigenen beruflichen Biografie. Die Auszubildenden entwickeln ein professionelles, ethisch fundiertes berufliches Selbstverständnis, das der Bedeutung ihrer zukünftigen Tätigkeit angemessen ist
Zielsetzungen innerhalb der Kompetenzschwerpunkte nach APrV	Die Auszubildenden reflektieren persönliche und berufliche Herausforderungen in einem fortlaufenden, auch im zunehmenden Einsatz digitaler Technologien begründeten, grundlegenden Wandel der Arbeitswelt und leiten daraus ihren Lernbedarf ab
	4d
Zu fördernde Teilkompetenzen	**Sozialkompetenz** Die Auszubildenden leben einen respektvollen Umgang in den Kleingruppen
	Selbstkompetenz Die Auszubildenden reflektieren persönliche Anforderungen im Umgang mit Sterben und Tod
	Methodenkompetenz Die Auszubildenden entscheiden sich zielgerichtet für eine Gruppe und setzen sich aktiv mit den Arbeitsschritten auseinander
	Lernkompetenz Die Auszubildenden setzen sich selbstständig mit der Thematik auseinander und bringen ihre Gedanken in Form von Bildern, Gegenständen, Totenanzeigen ein
Inhalts-Cluster	*1. Gruppe Gegenstände mitbringen* Auszubildende bringen Gegenstände mit, die sie zur Gestaltung eines Zimmers bei einem sterbenden Menschen nutzen würden und gestalten einen Raum mit diesen Gegenständen, um einen würdevollen Abschied zu ermöglichen
	2. Gruppe Totenanzeige Auszubildende erstellen ihre eigene Totenanzeige mit der Fragestellung „Was ist mir dabei wichtig"?
	3. Gruppe Kreativ Ein Bild malen, kreativ gestalten, mit verschiedenen Materialien (welche Erlebnisse mit Sterben und Tod hatte ich beruflich und/oder privat? Was bedeutet es für mich persönlich?)

(Fortsetzung)

Tab. 4.3 (Fortsetzung)

Aspekte	Stunden
	7. Theorieblock – 3. und 4. Stunde
Arten von Unterricht	Theoretischer Unterricht
Mögliche Methoden	Siehe Arbeitsvorschläge
Sozialformen	Einzelarbeit, Gruppenarbeit, Plenum
Medien/Materialien	Je nach gewählter Methode

Lebenswelt von den Auszubildenden angeknüpft. Diese Einstiegsfragen ermöglichen Ihnen herauszufinden, ob die Auszubildenden bereits Erfahrungen mit dem Tod gemacht haben. Durch die Auseinandersetzung im privaten und beruflichen Kontext, bietet sich den ATA – und OTA – Auszubildenden die Möglichkeit, die eigenen Erfahrungen zu reflektieren. Vorteilhaft wäre ein geschützter Raum für jede Gruppe, sodass die Auszubildenden sich austauschen können. Im besten Fall sorgen Sie dafür, dass alle Gruppen einen Ansprechpartner haben und/oder dass alle Gruppen von Lehrkräften begleitet werden.

Arbeitsvorschläge
- Teilen Sie drei Gruppen ein und bereiten Sie Räumlichkeiten vor.
- Gruppe 1 könnte *Gegenstände mitbringen* genannt werden. Auszubildende bringen Gegenstände mit, die sie mit dem Thema Leben und Tod in Verbindung bringen. Beispielsweise können Gegenstände mitgebracht werden, die sie zur Gestaltung eines Zimmers, bei einem sterbenden Menschen nutzen würden oder Gegenstände, die sie mit den Begriffen Leben, Abschied und Trauer assoziieren.
- Gruppe 2 könnte *Totenanzeige* genannt werden. Legen Sie verschiedene Beispiele von Todesanzeigen aus. Auszubildende erstellen in dieser Gruppe ihre eigene Totenanzeige, mit der Fragestellung „Was ist mir dabei wichtig"? „Was gefällt mir besonders gut und was gefällt mir überhaupt nicht?"
- Gruppe 3 könnte *Kreativ* genannt werden. Legen Sie verschiedene Materialien im Raum aus, mit denen man basteln oder malen kann. Auszubildende malen oder gestalten kreativ, mit verschiedenen Materialien, ihre Einstellungen zum Thema Leben und Sterben.

▶ Bedenken Sie als Lehrkraft, dass Sie die Ergebnisse im prozessbegleitenden Gespräch thematisieren sollten. Stellen Sie zum Beispiel Fragen wie:

- Warum haben Sie das gemalt?
- Welche Personen sind auf dem Bild zu sehen?
- Was bedeutet dies?
- Was hat der Gegenstand mit dem Thema Leben und Tod zu tun?

5. und 6. Stunde der Lernsituation

Durch die ausgewählten Stundenmottos *Welche Verhaltensweisen können bei Patienten innerhalb der Sterbephasen auftreten und in welchen Situationen werde ich als ATA/OTA mit sterbenden Patienten konfrontiert?* sowie *Wie kann ich als ATA/OTA physiologische Vorgänge beim Sterben erkennen?* wird an die Phasen von Elisabeth Kübler-Ross angeknüpft (Tab. 4.4). Diese Unterrichtsinhalte ermöglicht es Auszubildenden bewusst zu begreifen, dass es physiologische Vorgänge und Reaktionen beim Sterben gibt und diese bei jedem Menschen unterschiedlich sein können.

Um ein besseres Verständnis für die Gefühlswelt von Sterbenden sowie im Umgang und bei der Begleitung von Sterbenden zu bekommen, sollten sich die Auszubildenden mit diesen bewusst auseinandersetzen.

▶ Vermitteln Sie die Vorgehensweise von Elisabeth Kübler-Ross und erläutern Sie, dass nicht jeder Mensch alle Phasen tatsächlich durchlaufen wird, sondern dass die Phasen teilweise übersprungen werden können. Sollte noch Zeit zur Verfügung stehen, dann fragen Sie die Auszubildenden, ob sie sich Trauerphasen von Angehörigen in ähnlicher Form vorstellen könnten.

Arbeitsvorschläge
- Erläutern Sie die physiologischen Vorgänge beim Sterben.
- Lassen Sie die Auszubildenden, die Sterbephasen anhand von Fachtexten, in Einzelarbeit interpretieren. Im Anschluss sollen sich die Auszubildenden im Plenum über ihre Ergebnisse austauschen und diese diskutieren.
- Lassen Sie die Auszubildenden, auf Grundlage der Ergebnisse, in Kleingruppen typische Verhaltensweisen und Äußerungen erarbeiten. Im Anschluss kann ein Vergleich im Plenum stattfinden.
- Lassen Sie die Auszubildenden zum Abschluss darüber nachdenken, in welchen Situationen sie mit sterbenden Patienten konfrontiert werden könnten. Erstellen Sie zur Hilfestellung eine Stellwand mit den unterschiedlichen Einsatzgebieten innerhalb der Pflichteinsätze, Wahlpflichteinsätze sowie Pflichteinsätze in Funktions- und Versorgungsbereichen. So schaffen Sie ein Bewusstsein für die Einsatzbereiche außerhalb des OP-Saals.

7.–10. Stunde der Lernsituation

In den Unterrichtsstunden 7–10 der Lernsituation (Tab. 4.5) knüpfen Sie mit dem Stundenmotto *Wie gehe ich als ATA/OTA mit sterbenden Menschen im OP und den Funktionsabteilungen um?* an der beruflichen Lebenswelt der Auszubildenden an. Durch die vorherige Auseinandersetzung, mit den physiologischen Vorgängen beim Sterben sowie den Sterbephasen nach Kübler-Ross, wird es den Auszubildenden jetzt leichter fallen, Handlungsstrategien im Umgang mit sterbenden Patienten zu erarbeiten. Allerdings ist es auch hier von Nöten, auf die Do-not-resuscitate-Anordnung (DNR-Anordnung) einzugehen, falls dieser Themenkomplex

Tab. 4.4 Planungsraster der Lernsituation „Sterbende und verstorbene Menschen würdevoll begleiten" im 7. Theorieblock, 2. Ausbildungsdrittel, 5. und 6. Stunde (formal angelehnt an Kuckeland)

Aspekte	Stunden
	7. Theorieblock – 5. und 6. Stunde
Themen/Mottos	Welche Verhaltensweisen können bei Patienten innerhalb der Sterbephasen auftreten und in welchen Situationen werde ich als ATA/OTA mit sterbenden Patienten konfrontiert?
	Wie kann ich als ATA/OTA physiologische Vorgänge beim Sterben erkennen?
Übergeordnete Zielsetzungen	Die Auszubildenden können sterbenden Patienten in eine Sterbephase einsortieren und einschätzen, in welchen Situationen sie mit sterbenden Menschen innerhalb des beruflichen Kontextes konfrontiert werden könnten
Ausbildungsziele nach ATA-OTA-G	Die Auszubildenden überwachen den gesundheitlichen Zustand der Patienten und seinen Verlauf während des Aufenthaltes in den jeweiligen Versorgungsbereichen
Zielsetzungen innerhalb der Kompetenzschwerpunkte nach APrV	Die Auszubildenden unterstützen und überwachen fachgerecht Patienten aller Altersstufen vor, während und nach anästhesiologischen bzw. operativen Maßnahmen unter Berücksichtigung ihrer individuellen physischen, kognitiven und psychischen Situation und führen fachgerecht Prophylaxen durch
	1b
Zu fördernde Teilkompetenzen	**Fachkompetenz** Die Auszubildenden benennen die Sterbephasen nach Elisabeth-Kübler-Ross und leiten Verhaltensweisen von Patienten ab
	Methodenkompetenz Die Auszubildenden organisieren ihren Lernprozess, in Bezug auf physiologische Vorgänge beim Sterben
	Lernkompetenz Die Auszubildenden ordnen selbstständig Sterbephasen und Verhaltensweisen ein Die Auszubildenden ordnen den unterschiedlichen Einsätzen mögliche Begegnungen mit sterbenden Menschen zu
Inhalts-Cluster	Sterbephasen nach Elisabeth Kübler-Ross
	Mögliche Situationen, in denen sterbende Patienten begleitet werden
	Physiologische Vorgänge im Körper beim sterbenden Menschen
Arten von Unterricht	Theoretischer Unterricht
Mögliche Methoden	Siehe Arbeitsvorschläge
Sozialformen	Einzelarbeit, Plenumsarbeit
Medien/Materialien	Je nach gewählter Methode

Tab. 4.5 Planungsraster der Lernsituation „Sterbende und verstorbene Menschen würdevoll begleiten" im 7. Theorieblock, 2. Ausbildungsdrittel, 7.–10. Stunde (formal angelehnt an Kuckeland)

Aspekte	Stunden
	7. Theorieblock – 7.–10. Stunde
Themen/Mottos	Wie gehe ich als ATA/OTA mit sterbenden Menschen im OP und den Funktionsabteilungen um?
Übergeordnete Zielsetzungen	Die Auszubildenden erarbeiten gelungene Handlungsstrategien, im Umgang mit sterbenden Patienten
Ausbildungsziele nach ATA-OTA-G	Die Auszubildenden kommunizieren angemessen mit den Patienten sowie weiteren beteiligten Personen und Berufsgruppen
	Die Auszubildenden beziehen die konkrete Situation der Patienten, insbesondere deren Selbständigkeit und Selbstbestimmung sowie deren kulturellen und religiösen Hintergrund, in ihr Handeln mit ein
Zielsetzungen innerhalb der Kompetenzschwerpunkte nach APrV	Die Auszubildenden nehmen die psychischen, kognitiven und physischen Bedürfnisse und Ressourcen von Patienten aller Altersstufen sowie von deren Bezugspersonen individuell und situationsbezogen wahr, richten ihr Verhalten und Handeln danach aus und berücksichtigen dabei auch geschlechtsbezogene und soziokulturelle Aspekte
	6c
	Die Auszubildenden beachten die besonderen Bedürfnisse von sterbenden Patienten aller Altersstufen sowie ihrer Angehörigen
	6d
Zu fördernde Teilkompetenzen	**Fachkompetenz** Die Auszubildenden erkennen Anzeichen für den nahenden Tod bei Patienten und leiten Handlungsstrategien im Umgang ab
	Methodenkompetenz Die Auszubildenden strukturieren empfohlene kommunikative Verhaltensweisen im Umgang mit sterbenden Menschen
	Lernkompetenz Die Auszubildenden ordnen die Informationen der Fachexperten ein und verstehen die Notwendigkeit der Auseinandersetzung
Inhalts-Cluster	*1. Gruppe:* Umgang mit sterbenden Patienten beim Einschleusen, Ausschleusen und im Aufwachraum (Perspektive Anästhesie)
	2. Gruppe: Umgang mit sterbenden Patienten in der intraoperativen Phase (Perspektive OTA)
	3. Gruppe: Umgang mit sterbenden Patienten auf der Pflegestation (Perspektive Pflegefachmann-Pflegefachfrau)
	4. Gruppe: Umgang mit sterbenden Patienten in weiteren Funktions- und Versorgungsabteilungen (Perspektive Notfallpflege)
	Maßnahmen zum Umgang mit sterbenden Patienten
	Hintergrund der DNR – Anordnung

(Fortsetzung)

Tab. 4.5 (Fortsetzung)

Aspekte	Stunden
	7. Theorieblock – 7.–10. Stunde
Arten von Unterricht	Theoretischer Unterricht
Mögliche Methoden	Siehe Arbeitsvorschläge
Sozialformen	Gruppenarbeit, Plenumsarbeit
Medien/Materialien	Je nach gewählter Methode

noch nicht besprochen wurde. Durch den Einbezug unterschiedlicher Settings und/oder Fachbereiche (siehe Gruppeneinteilung), werden Auszubildende ein Verständnis entwickeln, dass sie die psychischen, kognitiven und physischen Bedürfnisse und Ressourcen von Patienten aller Altersstufen individuell und situationsbezogen wahrnehmen müssen, um ihr Verhalten und Handeln danach auszurichten.

▶ Die abschließende Möglichkeit, Experten aus den unterschiedlichen Settings und/oder Fachbereichen zu befragen, wird das Verständnis vertiefen und es wird erkannt, dass Sterben auch in den Funktionsabteilungen ein Thema ist.

Arbeitsvorschläge
- Erläutern Sie als Lehrkraft typische Merkmale, typische Äußerungen und beispielhafte empfohlene Verhaltensweisen sowie Besonderheiten, für die Kommunikation in den einzelnen Sterbephasen.
- Geben Sie als Lehrkraft den Hinweis, dass Operationen auch palliativ durchgeführt werden, machen Sie insbesondere nochmal auf die DNR-Anordnung aufmerksam.
- Lassen Sie die Auszubildenden in Kleingruppen Kommunikationsregeln aufstellen, die innerhalb der einzelnen Sterbephasen und Situationen berücksichtigt werden sollten.
- Laden Sie Experten aus den unterschiedlichen Fachbereichen ein und diskutieren Sie im Anschluss die Ergebnisse der Auszubildenden.

11. und 12. Stunde der Lernsituation
Durch das ausgewählte Stundenmotto *Sterbende Patienten begleiten-eigentlich ganz einfach, oder nicht?* der 11. und 12. Stunde (Tab. 4.6), knüpfen Sie weiter an der beruflichen Lebenswelt von den Auszubildenden an. Im Vordergrund steht hier die Durchführung des angemessenen Kommunizierens mit den Patienten sowie weiteren beteiligten Personen und Berufsgruppen. Wir empfehlen Ihnen, dieses fachpraktisch, im besten Fall im Skillslab mit der Methode *Forumtheater*, durchzuführen. Geben Sie den Hinweis, dass es in dieser Stunde um das Durchführen der empfohlenen kommunikativen Verhaltensweisen geht, welche in der vorherigen Stunde thematisiert wurden.

Tab. 4.6 Planungsraster der Lernsituation „Sterbende und verstorbene Menschen würdevoll begleiten" im 7. Theorieblock, 2. Ausbildungsdrittel, 11. und 12. Stunde (formal angelehnt an Kuckeland)

Aspekte	Stunden
	7. Theorieblock – 11. und 12. Stunde
Themen/Mottos	Sterbende Patienten begleiten-eigentlich ganz einfach, oder nicht?
Übergeordnete Zielsetzungen	Die Auszubildenden führen Handlungsstrategien im Umgang mit sterbenden Patienten durch
Ausbildungsziele nach ATA-OTA-G	Die Auszubildenden kommunizieren angemessen mit den Patienten sowie weiteren beteiligten Personen und Berufsgruppen
	Die Auszubildenden beziehen die konkrete Situation der Patienten, insbesondere deren Selbständigkeit und Selbstbestimmung sowie deren kulturellen und religiösen Hintergrund, in ihr Handeln mit ein
	Die Auszubildenden entwickeln und setzen berufsübergreifende Lösungen um, die die Optimierung der Arbeitsabläufe ermöglichen und die Bedürfnisse der Patienten berücksichtigen
Zielsetzungen innerhalb der Kompetenzschwerpunkte nach APrV	Die Auszubildenden nehmen die psychischen, kognitiven und physischen Bedürfnisse und Ressourcen von Patienten aller Altersstufen sowie von deren Bezugspersonen individuell und situationsbezogen wahr, richten ihr Verhalten und Handeln danach aus und berücksichtigen dabei auch geschlechtsbezogene und soziokulturelle Aspekte
	6c
	Die Auszubildenden beachten die besonderen Bedürfnisse von sterbenden Patienten aller Altersstufen sowie ihrer Angehörigen
	6d 6d
Zu fördernde Teilkompetenzen	**Soziale Kompetenz**
	Die Auszubildenden gestalten in der Gruppe ein Rollenspiel und arbeiten dabei im Team zusammen
	Selbstkompetenz
	Die Auszubildenden entwickeln ein Selbstvertrauen, um die Anforderungen im Rollenspiel zu bewältigen
	Methodenkompetenz
	Die Auszubildenden wenden zielgerichtet, empfohlene kommunikative Verhaltensweisen im Umgang mit sterbenden Menschen an
	Kommunikative Kompetenz
	Die Auszubildenden berichten von Handlungsstrategien im kommunikativen Kontext mit sterbenden Patienten
	Lernkompetenz
	Die Auszubildenden entwickeln eine Strategie im Umgang mit sterbenden Menschen

(Fortsetzung)

Tab. 4.6 (Fortsetzung)

Aspekte	
Stunden	7. Theorieblock – 11. und 12. Stunde
Inhalts-Cluster	Sterbende Patienten im OP und den Funktionsabteilungen begleiten
	Auf Ängste von Patienten reagieren
	Geeignete Strategien im Umgang mit sterbenden Patienten planen und anwenden
Arten von Unterricht	Fachpraktischer Unterricht
Mögliche Methoden	Siehe Arbeitsvorschläge
Sozialformen	Gruppenarbeit, Plenumsarbeit
Medien/Materialien	Je nach gewählter Methode

Rollenspiele in der Form eines Forumtheater bieten sich an, da hierbei reale berufliche Situationen simuliert werden können. Es ermöglicht Auszubildenden sich mit der beruflichen Wirklichkeit auseinanderzusetzen. So können sie sich auf mögliche Reaktionen im Berufsalltag vorbereiten. Rollen können entweder von Auszubildenden selbst übernommen werden. Alternativ bietet sich die Möglichkeit, Szenarien mit Schauspielerinnen und Schauspielern darzustellen.

So gehen Sie vor
- Bereiten Sie den entsprechenden Raum vor (Stuhlkreis) und beschriften Sie die Stühle abwechselnd mit ATA bzw. OTA für die Auszubildenden.
- Kleben Sie unter die Stühle die Rollenkarten und achten Sie darauf, dass diese vorher nicht gesehen werden. Alternativ laden Sie Schauspielerinnen und Schauspieler ein, welche unterschiedliche Szenen simulieren. Mittlerweile gibt es eine Vielzahl an Schauspielerinnen und Schauspielern, die sich für solche Simulationen zur Verfügung stellen.
- Um die Situation realistisch wirken zu lassen, bereiten Sie Kleidung für die von Ihnen festgelegten, einbezogenen Berufsgruppen vor.
- Lesen Sie eine von Ihnen erstellte Situation (Fall) vor, die das Interesse der Auszubildenden weckt.
- Bitten Sie im Anschluss die Auszubildenden unter ihren Stuhl zu schauen und diejenigen nach vorne zu treten, die Rollenspielkarten haben.
- Nachdem Sie die Rollenkarten in einem separaten Raum besprochen haben, bitten Sie die Spielergruppe die Phase bis zum Höhepunkt zu spielen und dort zu enden. Geben Sie der Spielergruppe vorab etwa 15 bis 20 min Zeit, um das Rollenspiel im separaten Raum zu entwerfen.
- Im Anschluss wird das Rollenspiel in der Großgruppe bis zum Höhepunkt vorgespielt und selbständig gestoppt.
- Das Ziel der gesamten Gruppe ist es, unterschiedliche, gelungene Verhaltensweisen/Maßnahmen und/oder Handlungsalternativen zu finden, welche Sie als Lehrkraft visualisieren.
- Das Rollenspiel wird im Anschluss mit dem Ziel weitergespielt, die Maßnahmen und/oder Handlungsalternativen anzuwenden.
- Sie können innerhalb der Rollenspiele auch mehrere Rollenwechsel, durch Freiwillige aus der Großgruppe durchführen.
- Eine Reflexion findet in den nachfolgenden Stunden statt.

Als Lehrkraft sind Sie für die organisatorische Vorbereitung zuständig. Achten Sie darauf, dass Zeitfristen und Spielregeln eingehalten werden. Durch die Methode Forumtheater bieten Sie den Auszubildenden die Möglichkeit, sich praxisorientiert und in geschützter Umgebung auszuprobieren. Allerdings möchten wir Ihnen nicht vorenthalten, dass diese Methode einen hohen Aufwand bedarf.

13. und 14. Stunde der Lernsituation
Durch das ausgewählte Stundenmotto *Wie haben sich die Verhaltensweisen/Maßnahmen und/oder Handlungsalternativen auf die Situation (Forumtheater) ausgewirkt?* (Tab. 4.7) ermöglichen Sie den Auszubildenden eine Abschluss–Reflexion im Sinne einer Bewertung. Bedeutung und Wirksamkeit innerhalb des

Tab. 4.7 Planungsraster der Lernsituation „Sterbende und verstorbene Menschen würdevoll begleiten" im 7. Theorieblock, 2. Ausbildungsdrittel, 13. und 14. Stunde (formal angelehnt an Kuckeland)

Aspekte	Stunden
	7. Theorieblock – 13. und 14. Stunde
Themen/Mottos	Wie haben sich die Verhaltensweisen/Maßnahmen und/oder Handlungsalternativen auf die Situation (Forumtheater) ausgewirkt?
Übergeordnete Zielsetzungen	Die Auszubildenden reflektieren die Durchführung der Maßnahmen auf Bedeutung und Wirksamkeit
Ausbildungsziele nach ATA-OTA-G	Die Auszubildenden erkennen ihre persönliche und fachliche Weiterentwicklung als notwendig an und verstehen lebenslanges Lernen als Teil der eigenen beruflichen Biographie. Die Auszubildenden entwickeln ein professionelles, ethisch fundiertes berufliches Selbstverständnis, das der Bedeutung ihrer zukünftigen Tätigkeit angemessen ist
Zielsetzungen innerhalb der Kompetenzschwerpunkte nach APrV	Die Auszubildenden reflektieren persönliche und berufliche Herausforderungen in einem fortlaufenden, auch im zunehmenden Einsatz digitaler Technologien begründeten, grundlegenden Wandel der Arbeitswelt und leiten daraus ihren Lernbedarf ab
	4d
	Die Auszubildenden beachten die besonderen Bedürfnisse von sterbenden Patienten aller Altersstufen sowie ihrer Angehörigen
	6d
Zu fördernde Teilkompetenzen	**Fachkompetenz** Die Auszubildenden können zielgerichtet Lösungen im Kontext Verhaltensweisen/Maßnahmen und/oder Handlungs-alternativen benennen **Soziale Kompetenz** Die Auszubildenden gestalten verantwortungsbewusst und verständigungsorientiert eine Reflexion der Fallsituation **Selbstkompetenz** Die Auszubildenden entwickeln sich persönlich im Umgang mit sterbenden Menschen weiter **Methodenkompetenz** Die Auszubildenden identifizieren Verhaltensweisen/Maßnahmen und/oder Handlungsalternativen im Hinblick auf Bedeutung und Wirkung
Inhalts-Cluster	Reflexion der Übungen und der theoretischen Inhalte, bezüglich des Umgangs mit sterbenden Patienten
Arten von Unterricht	Theoretischer Unterricht
Mögliche Methoden	Siehe Arbeitsvorschläge
Sozialformen	Gruppenarbeit, Plenumsarbeit
Medien/Materialien	Je nach gewählter Methode

Rollenspiels lässt die Auszubildenden mögliche Konflikte aber auch gelungene Kommunikation, in der Interaktion mit sterbenden Patienten erkennen. Diese Reflexion bietet Ihnen außerdem die Gelegenheit, den Auszubildenden aufzuzeigen, dass Trauer, Ethik und Moral in beiden Berufsgruppen eine Rolle spielt und es von Nöten ist, ein professionelles, ethisch fundiertes berufliches Selbstverständnis zu entwickeln. Sie können hierfür Leitfragen formulieren, sodass die Auszubildenden sich die Situation konkret in das Bewusstsein rufen können. Leitfragen könnten sein:

- Wie wurde die Situation innerhalb des Rollenspiels wahrgenommen?
- Was wurde mit den Verhaltensweisen/Maßnahmen und/oder Handlungsalternativen erreicht?
- Würden Sie beim nächsten Mal etwas anders machen?
- Haben Sie neue Ideen entwickelt?
- Haben Sie das Gefühl besser vorbereitet zu sein wie vorher?

Durch das Beantworten der Leitfragen kann es schon zu einem beruflichen Selbstverständnis im Umgang mit Sterben, Tod und Trauer kommen, was die Auszubildenden in einer Abschluss – Blitzlichtrunde formulieren könnten.

▶ Um Erfahrungen hinsichtlich möglicher problematischer Verhaltensmuster reflektieren zu können, ist es entscheidend, zu einem Bewusstsein für notwendige Veränderungen zu kommen. Durch eine gelungene Reflexion fördern Sie insbesondere die berufliche Handlungskompetenz.

Arbeitsvorschläge
- Visualisieren Sie die Leitfragen.
- Lassen Sie die Auszubildenden das erlebte Rollenspiel in Kleingruppen reflektieren.
- Fragen Sie die Auszubildenden in der Großgruppe im Anschluss nach Unterschieden sowie Gemeinsamkeiten innerhalb der Reflexion.
- Lassen Sie die Auszubildenden zum Ende ihre Einstellungen als Bestandteil eines vollen Koffers deklarieren. Alternativ können Sie einen Rucksack mit Kenntnissen packen.

15. und 16. Stunde der Lernsituation
In diesen Unterrichtsstunden 15 und 16 (Tab. 4.8) sollen die Auszubildenden mit dem Stundenmotto *Wie gehe ich als ATA/OTA mit trauernden Angehörigen um?* Merkmale für die Begleitung von Angehörigen analysieren. Die Auszubildenden sollen ein Gespür für körperliche Auswirkungen, Reaktionen und Symptome sowie über einen möglichen Umgang mit trauernden Angehörigen bekommen. Vielleicht fragen sich jetzt, warum trauernde Angehörige im Berufsfeld ATA/OTA aufgenommen worden sind. Hinter Patienten stehen meist nahe Angehörige, dessen Bedürfnisse berücksichtigt werden sollten. Die Angehörigen befinden sich

Tab. 4.8 Planungsraster der Lernsituation „Sterbende und verstorbene Menschen würdevoll begleiten" im 7. Theorieblock, 2. Ausbildungsdrittel, 15. und 16. Stunde (formal angelehnt an Kuckeland)

Aspekte	Stunden
	7. Theorieblock – 15. und 16. Stunde
Themen/Mottos	Wie gehe ich als ATA/OTA mit trauernden Angehörigen um?
Übergeordnete Zielsetzungen	Die Auszubildenden kennen Merkmale für die Begleitung von Angehörigen
	Die Auszubildenden bekommen ein Gespür für körperliche Auswirkungen, Reaktionen und Symptome sowie über einen möglichen Umgang mit trauernden Angehörigen
Ausbildungsziele nach ATA-OTA-G	Die Auszubildenden kommunizieren angemessen mit den Patienten sowie weiteren beteiligten Personen und Berufsgruppen
Zielsetzungen innerhalb der Kompetenzschwerpunkte nach APrV	Die Ausbildungs- und Prüfungsverordnung enthält gänzlich keine Kompetenzschwerpunkte, die den Umgang mit Angehörigen von verstorbenen Patienten berücksichtigen, daher kann hier kein expliziter Kompetenzschwerpunkt genannt werden. An dieser Stelle wurde der Kompetenzschwerpunkt 6c von uns umformuliert
	Die Auszubildenden nehmen die psychischen, kognitiven und physischen Bedürfnisse von Bezugspersonen von verstorbenen Patienten individuell und situationsbezogen wahr, richten ihr Verhalten und Handeln danach aus und berücksichtigen dabei auch geschlechtsbezogene und soziokulturelle Aspekte
Zu fördernde Teilkompetenzen	**Fachkompetenz** Die Auszubildenden benennen körperliche Auswirkungen, Reaktionen und Symptome von trauernden Angehörigen
	Sozialkompetenz Die Auszubildenden erfassen mögliche Spannungen, im Umgang mit trauernden Angehörigen
	Lernkompetenz Die Auszubildenden entwickeln eine Bereitschaft, sich mit trauernden Angehörigen auseinanderzusetzen
Inhalts-Cluster	Kommunikation mit betroffenen Angehörigen
	Trauerphasen
	Situationen in denen ATA/OTA mit trauernden Angehörigen konfrontiert werden
Arten von Unterricht	Theoretischer Unterricht
Mögliche Methoden	Siehe Arbeitsvorschläge
Sozialformen	Einzelarbeit, Partnerarbeit, Plenumsarbeit
Medien/Materialien	Je nach gewählter Methode

nach dem Tod eines ihnen nahestehenden Menschen, oft in einer eine Ausnahme und Krisensituation. Es ist immer damit zu rechnen, dass die Auszubildenden, insbesondere im Pflegepraktikum oder im Schockraum auf Angehörige stoßen.

▶ Trauernde Angehörige sind sowohl in den Funktionsabteilungen wie in der Notaufnahme oder auf der Pflegestation anzutreffen. Da Auszubildende Einsätze in diesen Einsatzbereichen absolvieren, sollte diese Thematik aufgegriffen werden.

Arbeitsvorschläge
- Lassen Sie die Auszubildenden, die Trauerphasen von Angehörigen interpretieren. Im Anschluss sollen sich die Auszubildenden im Plenum über ihre Ergebnisse austauschen und diese diskutieren.
- Erläutern Sie als Lehrkraft, typische Merkmale, typische Äußerungen und beispielhafte empfohlene Verhaltensweisen sowie Besonderheiten für die Kommunikation im Umgang mit trauernden Angehörigen.
- Lassen Sie die Auszubildenden in Kleingruppen Kommunikationsregeln aufstellen, die im Umgang mit trauernden Angehörigen berücksichtigt werden sollten.
- Auch hier würden sich Experten eignen, die aus ihrer Erfahrung im Umgang mit trauernden Angehörigen berichten.
- Lassen Sie die Auszubildenden zum Abschluss darüber nachdenken, in welchen Situationen sie mit trauernden Angehörigen konfrontiert werden.

17. und 18. Stunde der Lernsituation

Erst wenn die Auszubildenden sich mit Emotionen von Angehörigen auseinandergesetzt haben werden sie in der Lage sein, die Bedeutung und Wichtigkeit von Trauerritualen zu verstehen. Durch das ausgewählte Stundenmotto *Verstorbene Patienten würdevoll verabschieden und versorgen – eigentlich selbstverständlich, oder nicht?* in der 17. und 18. Stunde der Lernsituation (Tab. 4.9) ermöglichen Sie den Auszubildenden eine Entwicklung von Trauerritualen, in den unterschiedlichen Funktionsabteilungen. Beziehen Sie als Lehrkraft die Spiritualität und spezielle Rituale bei der Versorgung, von anderen für Sie unbekannte Kulturen und Glaubenszugehörigkeiten ein.

▶ In den Funktionsabteilungen wie z. B. im OP oder Endoskopie muss nach einem Todesfall häufig schnell zur Normalität zurückgekehrt werden, um die weiteren Abkäufe nicht zu stören. Das Team muss zügig zur Tagesordnung übergehen, da die nächsten Patienten warten und das Zeit und Geld kostet. Dennoch sollte eine angemessene Versorgung und Verabschiedung des Verstorbenen in jeder Situation ermöglicht werden. Auch wenn es in den Funktionsabteilungen weiterlaufen muss, so bleibt doch immer Zeit für eine Schweigeminute.

Tab. 4.9 Planungsraster der Lernsituation „Sterbende und verstorbene Menschen würdevoll begleiten" im 7. Theorieblock, 2. Ausbildungsdrittel, 17. und 18. Stunde (formal angelehnt an Kuckeland)

Aspekte	Stunden
	7. Theorieblock – 17. und 18. Stunde
Themen/Mottos	Verstorbene Patienten würdevoll verabschieden und versorgen – eigentlich selbstverständlich, oder nicht?
Übergeordnete Zielsetzungen	Die Auszubildenden analysieren Trauerrituale aus unterschiedlichen Fachbereichen
	Die Auszubildenden behandeln die Versorgung von Verstorbenen
Ausbildungsziele nach ATA-OTA-G	Die Auszubildenden erkennen ihre persönliche und fachliche Weiterentwicklung als notwendig an und verstehen lebenslanges Lernen als Teil der eigenen beruflichen Biographie. Die Auszubildenden entwickeln ein professionelles, ethisch fundiertes berufliches Selbstverständnis, das der Bedeutung ihrer zukünftigen Tätigkeit angemessen ist
	Die Auszubildenden arbeiten multiprofessionell zusammen und kommunizieren fachlich
Zielsetzungen innerhalb der Kompetenzschwerpunkte nach APrV	Die Ausbildungs- und Prüfungsverordnung enthält gänzlich keine Kompetenzschwerpunkte, die den Umgang mit verstorbenen Patienten berücksichtigt, daher kann hier kein expliziter Kompetenzschwerpunkt genannt werden. An dieser Stelle wurde der Kompetenzschwerpunkt 6d von uns umformuliert
	Die Auszubildenden beachten die besonderen Bedürfnisse von verstorbenen Patienten aller Altersstufen
	Die Auszubildenden übernehmen Mitverantwortung bei der interdisziplinären und interprofessionellen Behandlung und Versorgung von Patienten aller Altersstufen und unterstützen die Sicherstellung der Versorgungskontinuität an interprofessionellen und institutionellen Schnittstellen
	3b
	Die Auszubildenden beteiligen sich an Teamentwicklungsprozessen und gehen im Team wertschätzend miteinander um
	3d
Zu fördernde Teilkompetenzen	**Fachkompetenz** Die Auszubildenden beschreiben den korrekten Ablauf bei der Versorgung Verstorbener
	Selbstkompetenz Die Auszubildenden nehmen die Bedeutung von Trauerritualen wahr
	Kommunikative Kompetenz Die Auszubildenden berichten von erlebten Trauerritualen
	Lernkompetenz Die Auszubildenden wählen aus unterschiedlichen Trauerritualen geeignete für ihren Fachbereich aus
Inhalts-Cluster	Versorgung von Verstorbenen
	Trauerrituale

(Fortsetzung)

Tab. 4.9 (Fortsetzung)

Aspekte	Stunden
	7. Theorieblock – 17. und 18. Stunde
Arten von Unterricht	Theoretischer Unterricht
Mögliche Methoden	Siehe Arbeitsvorschläge
Sozialformen	Gruppenarbeit, Plenumsarbeit
Medien/Materialien	Je nach gewählter Methode

Arbeitsvorschläge
- Stellen Sie als Lehrkraft unterschiedliche mögliche Abschiedsrituale vor. Alternativ laden Sie Experten aus einem Hospiz oder Palliativstation, Seelsorge oder Bestattung ein.
- Stellen Sie einen Handlungsablauf, der die Versorgung des Verstorbenen verdeutlicht, vor.
- Fragen Sie die Auszubildenden nach erlebten Ritualen und Handlungsabläufen in den Funktionsabteilungen.
- Berichten Sie von möglichen Ritualen in Funktionsabteilungen.
- Lassen Sie die Auszubildenden die unterschiedlichen Rituale und Handlungsabläufe analysieren und den Transfer auf die Funktionsabteilungen diskutieren.
- Erörtern Sie zum Abschluss im Plenum die Frage, ob Rituale und Handlungsabläufe in den Arbeitsalltag integriert werden können und welche Bedingungen hierfür erforderlich sind.

19. und 20. Stunde der Lernsituation
Durch das ausgewählte Stundenmotto *Verstorbene Patienten versorgen-eigentlich ganz einfach, oder nicht?* knüpfen Sie weiter an der beruflichen Lebenswelt von den Auszubildenden an (Tab. 4.10). Im Vordergrund steht hier das Versorgen von verstorbenen Patienten und der Einbezug von Trauerritualen, wie beispielsweise ein Einfordern einer Schweigeminute. Wir empfehlen Ihnen, dieses fachpraktisch, im besten Fall im Skillslab, mit der Methode *Forumtheater* oder alternativ mit Rollenspielen durchzuführen. Möchten Sie auf Rollenspiele verzichten, dann beziehen Sie den Besuch eines Bestattungsunternehmens mit ein. Viele Bestattungsunternehmen bieten Einblicke in das Arbeitsumfeld und das Berufsbild eines Bestatters.

▶ Der Besuch bei einem Bestattungshaus bietet den ATA-OTA-Auszubildenden einen wertvollen Einblick in das Arbeitsumfeld und den Umgang mit Verstorbenen.

Arbeitsvorschläge
Gehen Sie so vor, wie es in der 11. und 12. Stunde der Lernsituation.

Tab. 4.10 Planungsraster der Lernsituation „Sterbende und verstorbene Menschen würdevoll begleiten" im 7. Theorieblock, 2. Ausbildungsdrittel, 19. und 20. Stunde (formal angelehnt an Kuckeland)

Aspekte	Stunden
	7. Theorieblock – 19. und 20. Stunde
Themen/Mottos	Verstorbene Patienten versorgen-eigentlich ganz einfach, oder nicht?
	Wie wirken sich Trauerrituale auf die Situation aus?
Übergeordnete Zielsetzungen	Die Auszubildenden reflektieren die Durchführung der Trauerrituale auf Bedeutung und Wirksamkeit und erkennen Unterschiede und Gemeinsamkeiten in ihren Berufsgruppen
	Die Auszubildenden führen Handlungsstrategien im Umgang mit verstorbenen Patienten durch
Ausbildungsziele nach ATA-OTA-G	Die Auszubildenden kommunizieren angemessen mit den Patienten sowie weiteren beteiligten Personen und Berufsgruppen
	Die Auszubildenden arbeiten interdisziplinär und multiprofessionell zusammen und kommunizieren fachlich
Zielsetzungen innerhalb der Kompetenzschwerpunkte nach APrV	Die Ausbildungs- und Prüfungsverordnung enthält gänzlich keine Kompetenzschwerpunkte, die den Umgang mit verstorbenen Patienten berücksichtigt, daher kann hier kein expliziter Kompetenzschwerpunkt genannt werden. An dieser Stelle wurde der Kompetenzschwerpunkt 6d von uns umformuliert
	Die Auszubildenden beachten die besonderen Bedürfnisse von verstorbenen Patienten aller Altersstufen
	Die Auszubildenden übernehmen Mitverantwortung für die Organisation und Gestaltung gemeinsamer Arbeitsprozesse auch im Hinblick auf Patientenorientierung und -partizipation
	3c
	Die Auszubildenden reflektieren persönliche und berufliche Herausforderungen in einem fortlaufenden, auch im zunehmenden Einsatz digitaler Technologien begründeten, grundlegenden Wandel der Arbeitswelt und leiten daraus ihren Lernbedarf ab
	4d
Zu fördernde Teilkompetenzen	**Fachkompetenz** Die Auszubildenden beschreiben die Versorgung von Verstorbenen und mögliche Trauerrituale
	Sozialkompetenz Die Auszubildenden reflektieren im Team die Auswirkung von Trauerritualen
	Selbstkompetenz Die Auszubildenden bewerten ihren Erkenntnisgewinn in Bezug auf die Anwendung von Trauerritualen und die Versorgung von Verstorbenen
	Kommunikative Kompetenz Die Auszubildenden berichten im Plenum von ihrem Erkenntnisgewinn
	Lernkompetenz Die Auszubildenden wählen für sich geeignete Strategien im Umgang mit Verstorbenen aus

(Fortsetzung)

Tab. 4.10 (Fortsetzung)

Aspekte	Stunden
	7. Theorieblock – 19. und 20. Stunde
Inhalts-Cluster	Verstorbene Patienten versorgen
	Trauerrituale einleiten
	Geeignete Strategien im Umgang mit verstorbenen Patienten planen und anwenden
Arten von Unterricht	Kombination aus theoretischem und fachpraktischem Unterricht
Mögliche Methoden	Siehe Arbeitsvorschläge
Sozialformen	Gruppenarbeit, Plenumsarbeit
Medien/Materialien	Je nach gewählter Methode

21. und 22. Stunde der Lernsituation

Durch das ausgewählte Stundenmotto *Wie haben sich die Maßnahmen auf die Situation ausgewirkt?* (Tab. 4.11), ermöglichen Sie den Auszubildenden zunächst eine Abschluss – Reflexion im Sinne einer Bewertung. Bedeutung und Wirksamkeit von unterschiedlichen Trauerritualen lässt die Auszubildenden, die Notwendigkeit einer Abschiedskultur erkennen. Ferner identifizieren sie die bedeutsame Mitverantwortung, innerhalb der Gestaltung im Umgang mit Verstorbenen. Sie können hierfür wie, bereits dargestellt Leitfragen formulieren, sodass die Auszubildenden sich die Situation konkret in das Bewusstsein rufen können. Leitfragen könnten sein:

- Wie wurden die unterschiedlichen Trauerrituale innerhalb des Rollenspiels wahrgenommen?
- Können Sie sich Trauerrituale für Ihren Fachbereich vorstellen?
- •Würden Sie beim nächsten Mal etwas anders machen?
- •Haben Sie das Gefühl besser vorbereitet zu sein wie vorher?

Sollten Sie die Variante Bestattungshaus gewählt haben, dann lassen Sie die Auszubildenden einen Erfahrungsbericht erstellen.

Arbeitsvorschläge
- Visualisieren Sie die Leitfragen.
- Lassen Sie die Auszubildenden, die erleben Trauerrituale in Kleingruppen analysieren.
- Befragen Sie die Auszubildenden in der Großgruppe im Anschluss nach Unterschieden sowie Gemeinsamkeiten und clustern Sie diese.
- Lassen Sie die Auszubildenden zum Ende ihre Einstellungen, als Bestandteil eines vollen Koffers, zu unterschiedlichen Trauerrituale deklarieren. Alternativ können Sie einen Rucksack mit ihrem Erkenntnisgewinn packen.

Tab. 4.11 Planungsraster der Lernsituation „Sterbende und verstorbene Menschen würdevoll begleiten" im 7. Theorieblock, 2. Ausbildungsdrittel, 21. und 22. Stunde (formal angelehnt an Kuckeland)

Aspekte	Stunden
	7. Theorieblock – 21. und 22. Stunde
Themen/Mottos	Wie haben sich die Maßnahmen auf die Situation ausgewirkt?
Übergeordnete Zielsetzungen	Die Auszubildenden reflektieren die Durchführung der Maßnahmen auf Bedeutung und Wirksamkeit
Ausbildungsziele nach ATA-OTA-G	Die Auszubildenden kommunizieren angemessen mit den Patienten sowie weiteren beteiligten Personen und Berufsgruppen
Zielsetzungen innerhalb der Kompetenzschwerpunkte nach APrV	Die Ausbildungs- und Prüfungsverordnung enthält gänzlich keine Kompetenzschwerpunkte, die den Umgang mit verstorbenen Patienten berücksichtigt, daher kann hier kein expliziter Kompetenzschwerpunkt genannt werden. An dieser Stelle wurde der Kompetenzschwerpunkt 6d von uns umformuliert
	Die Auszubildenden beachten die besonderen Bedürfnisse von verstorbenen Patienten aller Altersstufen
	Die Auszubildenden übernehmen Mitverantwortung für die Organisation und Gestaltung gemeinsamer Arbeitsprozesse auch im Hinblick auf Patientenorientierung und -partizipation
	3c
	Die Auszubildenden beteiligen sich an Teamentwicklungsprozessen und gehen im Team wertschätzend miteinander um
	3d
Zu fördernde Teilkompetenzen	**Sozialkompetenz** Die Auszubildenden analysieren in Gruppen den Umgang mit Verstorbenen auf Bedeutung und Wirkung
	Selbstkompetenz Die Auszubildenden bewerten ihren Erkenntnisgewinn innerhalb der Versorgung von Verstorbenen
	Methodenkompetenz Die Auszubildenden identifizieren für sich geeignete Trauerrituale und Umgangsformen mit Verstorbenen
	Kommunikative Kompetenz Die Auszubildenden berichten im Plenum von ihrer Wahrnehmung innerhalb der Anwendung von Trauerritualen
	Lernkompetenz Die Auszubildenden wählen für sich geeignete Trauerrituale und Umgangsformen aus
Inhalts-Cluster	Reflexion der Übungen
Arten von Unterricht	Theoretischer Unterricht
Mögliche Methoden	Siehe Arbeitsvorschläge
Sozialformen	Gruppenarbeit, Plenumsarbeit
Medien/Materialien	Je nach gewählter Methode

23.–25. Stunde der Lernsituation

In diesen Unterrichtsstunden 23–25 (Tab. 4.12) der Lernsituation, sollen die Auszubildenden mit dem Stundenmotto *Welche Hilfsmöglichkeiten habe ich, wenn ich mit dem Tod konfrontiert werde?* und *Wie ist es mir in der Lernsituation ergangen?* zum einen Hilfsmöglichkeiten wahrnehmen und zum anderen eine Abschlussreflexion, der Lernsituation vornehmen.

Tab. 4.12 Planungsraster der Lernsituation „Sterbende und verstorbene Menschen würdevoll begleiten" im 7. Theorieblock, 2. Ausbildungsdrittel, 23.–25. Stunde (formal angelehnt an Kuckeland)

Aspekte	Stunden
	7. Theorieblock – 23.–25. Stunde
Themen/Mottos	Welche Hilfsmöglichkeiten habe ich, wenn ich mit dem Tod konfrontiert werde?
	Wie ist es mir in der Lernsituation ergangen?
Übergeordnete Zielsetzungen	Die Auszubildenden nehmen unterschiedliche Hilfsmöglichkeiten wahr
	Die Auszubildenden analysieren Hilfemöglichkeiten für ihre Berufsgruppe
Ausbildungsziele nach ATA-OTA-G	Die Auszubildenden arbeiten interdisziplinär und multiprofessionell zusammen und kommunizieren fachlich
Zielsetzungen innerhalb der Kompetenzschwerpunkte nach APrV	Die Auszubildenden übernehmen Mitverantwortung für die Organisation und Gestaltung gemeinsamer Arbeitsprozesse auch im Hinblick auf Patientenorientierung und -partizipation
	3c
	Die Auszubildenden beteiligen sich an Teamentwicklungsprozessen und gehen im Team wertschätzend miteinander um
	3d
	Die Auszubildenden erhalten und fördern die eigene Gesundheit, setzen dabei gezielt Strategien zur Kompensation und Bewältigung unvermeidbarer beruflicher Belastungen ein und nehmen frühzeitig Unterstützungsangebote wahr oder fordern diese aktiv ein
	4f
Zu fördernde Teilkompetenzen	**Fachkompetenz** Die Auszubildenden vergleichen verschiedene Hilfsangebote
	Selbstkompetenz Die Auszubildenden bewerten ihren Erkenntnisgewinn bezogen auf die gesamte Lernsituation
	Lernkompetenz Die Auszubildenden reflektieren ihre Lernerlebnisse und Lernergebnisse innerhalb der Lernsituation
Inhalts-Cluster	Hilfsangebote für die ATA/OTA
	Reflexion der Lernsituation
Arten von Unterricht	Theoretischer Unterricht
Mögliche Methoden	Siehe Arbeitsvorschläge
Sozialformen	Gruppenarbeit, Plenumsarbeit
Medien/Materialien	Je nach gewählter Methode

Oftmals geraten, aufgrund der Rahmenbedingungen, die Verarbeitungsmöglichkeiten in den Hintergrund, sodass Bewältigungsmechanismen nur hinreichend wahrgenommen werden. In vielen Institutionen gibt es eine Art Organisationskultur des Sterbens, in welcher festgelegte Trauerrituale, Fortbildungen, Gesprächsmöglichkeiten und Hilfsmöglichkeiten verankert sind. Auch Krankenkassen bieten bereits Hilfsmöglichkeiten an. In den Funktionsabteilungen ist diese Organisationskultur allerdings noch nicht überall angekommen. Aus diesem Grund sollten Sie als Lehrkraft Auszubildenden Unterstützungsangebote darstellen, sodass diese gezielt Strategien zur Kompensation und Bewältigung unvermeidbarer, beruflicher Belastungen handeln können.

Arbeitsvorschläge
- Stellen Sie unterschiedliche Organisationskulturen des Sterbens vor. Betrachten Sie hierbei auch die Möglichkeiten der Krankenkassen.
- Laden Sie Experten aus den unterschiedlichen Organisationen ein und vergleichen Sie die Hilfsangebote.
- Fragen Sie die Auszubildenden, welche Form von Hilfe sie sich wünschen und vorstellen könnten und wie diese aktiviert werden kann.
- Zum Abschluss nehmen Sie eine Reflexion der gesamten Lernsituation vor.

Literatur

Anästhesietechnische- und Operationstechnische-Assistenten-Gesetz (2019). https://www.gesetze-im-internet.de/ata-ota-g/BJNR276810019.html. Zugegriffen 13. Nov. 2024.

Anästhesietechnische- und Operationstechnische-Assistenten-Ausbildungs- und -Prüfungsverordnung (2020). https://www.gesetze-im-internet.de/ata-ota-aprv/BJNR229510020.html. Zugegriffen 18. Nov. 2024.

Kränzle, S., Schmid, U., & Seeger, C. (2022). *Palliative Care. Praxis, Weiterbildung, Studium* (7. Aufl.). Springer.

Kuckeland, H., & Schneider, K. (2016). Schulnahe Curriculumentwicklung in der Pflegeausbildung. *Unterricht Pflege, 21*(3), 2–15.

Kuckeland, H. (2020). Glossar: Begriffe der Curriculumentwicklung. *Unterricht Pflege, 25*(2), 51–59.

Kuckeland, H. (2020). Mikroebene: Konkrete Gestaltung einer generalistischen Lernsituation – Menschen mit herausforderndem Verhalten bei der Körperpflege unterstützen. *Unterricht Pflege, 25*(3), 36–53.

Kultusministerkonferenz (2021). Handreichung für die Erarbeitung von Rahmenlehrplänen der Kultusministerkonferenz für den berufsbezogenen Unterricht in der Berufsschule und ihre Abstimmung mit Ausbildungsordnungen des Bundes für anerkannte Ausbildungsberufe. https://www.kmk.org/fileadmin/veroeffentlichungen_beschluesse/2021/2021_06_17-GEP-Handreichung.pdf. Zugegriffen 18. Nov. 2022.

Meyer, H. (2011): *Was ist guter Unterricht?* Cornelsen.

Müller, K. (2009). *Lernaufgaben für die praktische Pflegeausbildung. Aufgaben. Instrumente. Pädagogische und didaktische Hinweise.* Cornelsen.

Schneider, K., & Hamar, C. (2020). Meso- und Mikroebene: Allgemeiner Handlungsleitfaden zur Entwicklung von Curricula für die generalistische Pflegeausbildung. *Unterricht Pflege, 25*(2), 18–50.

Schneider, K., & Hamar, C. (2020). Mikroebene: Handlungsleitfaden für die Konstruktion von Lernsituationen mit ihren Lehr-Lern-Arrangements. *Unterricht Pflege, 25*(3), 2–35.

Schneider, K., & Hamar, C. (2020). Mikroebene: Ein Formblatt für Lern- und Arbeitsaufgaben für die generalistische Pflegeausbildung. *Unterricht Pflege, 25*(3), 61–63.

Beispielhafte Lernsituation: „Sterbende Kinder und ihre Bezugspersonen würdevoll begleiten"

5

Zusammenfassung

In der beispielhaften Lernsituation „Sterbende Kinder und ihre Bezugspersonen würdevoll begleiten" sollen die Auszubildenden erfahren, dass sich auch Kinder in instabilen, gesundheitlichen und vulnerablen Lebenssituationen befinden können und dass diese ihre eigenen Todeskonzepte haben. Es geht unter anderem darum, dass die Auszubildenden, die altersentsprechenden lebensweltorientierten Bedürfnisse und Ressourcen von Kindern und ihren Bezugspersonen, individuell und situationsbezogen wahrnehmen und ihr Verhalten und Handeln danach ausrichten.

▶ Da die Auszubildenden innerhalb der Wahlpflichteinsätze einen pädiatrischen Einsatz absolvieren, ist es unerlässlich, dass die äußerst sensible Thematik *sterbende Kinder* mit aufgenommen wird.

Die Lernsituation „Sterbende Kinder und ihre Bezugspersonen würdevoll begleiten" wurde von uns im achten Theorieblock zum Ende des zweiten Ausbildungsdrittels verortet (Tab. 5.1). Wir haben uns für den achten Theorieblock entschieden, da die Auszubildenden an dieser Stelle bereits auf die theoretischen Inhalte, der zuvor dargestellten Lernsituation (Abschn. 4) zurückgreifen können. Aufgrund der Sensibilität der Thematik haben wir uns entschieden, die Lernsituationen nicht in einem Block durchzuführen, um die Auszubildenden nicht zu überfordern.

1. und 2. Stunde der Lernsituation

Wenn man an Sterben und Tod denkt, dann wird vorrangig an ältere Menschen gedacht. Durch die ausgewählten Stundenmottos, *Welche Erfahrungen habe ich*

Tab. 5.1 Zuordnung der Lernsituation „Sterbende Kinder und ihre Bezugspersonen würdevoll begleiten" im 8. Theorieblock 2. Ausbildungsdrittel (formal angelehnt an Kuckeland)

Titel der Lernsituation	Vorgesehene Stunden	Curriculare Verortung											
		1. Ausbildungsdrittel				2. Ausbildungsdrittel				3. Ausbildungsdrittel			
		1. TB	2. TB	3. TB	4. TB	5. TB	6. TB	7. TB	8. TB	9. TB	10. TB	11. TB	12. TB
Sterbende Kinder und ihre Bezugspersonen würdevoll begleiten	14								x				

als ATA/OTA bei der Versorgung und Betreuung von Kindern und ihren Bezugspersonen gemacht? und *Welche Erlebnisse hatte ich mit schwer erkrankten, palliativen oder sterbenden Kindern?*, reflektieren die Auszubildenden ihre beruflichen Erfahrungen mit Kindern und ihren Bezugspersonen in der 1. und 2. Stunde der Lernsituation „Sterbende Kinder und ihre Bezugspersonen würdevoll begleiten" (Tab. 5.2).

▶ In dieser Lernsituation ist es notwendig, die Auszubildenden nach Wünschen, Bedürfnissen und Befürchtungen zu fragen. Teilen Sie den Auszubildenden mit, dass es innerhalb des Austausches kein Richtig oder Falsch gibt und das alles gesagt werden darf. Überlegen Sie sich vorab, ob die Gespräche zunächst in den Gruppen stattfinden oder ob eine Lehrkraft zugegen sein soll.

Vorteilhaft wäre ein geschützter Raum für jede Gruppe, sodass die Auszubildenden sich austauschen können. Bedenken Sie, dass es möglicherweise Auszubildende gibt, die mit Kindern in einem Haushalt leben, die schwer erkrankt sind, im Sterben liegen oder sogar gestorben sind.

▶ Als Lehrkraft ist es notwendig, eine eigene Reflexion vorzunehmen. Gerade bei dieser sensiblen Thematik, sollten Sie als Lehrkraft starke Gefühle wie Angst, Trauer und Wut aushalten können. Schätzen Sie selbst ein, ob Sie sich auf das Thema Sterben und Tod bei Kindern einlassen können und inwieweit Sie Ihre persönlichen Erfahrungen und die der Auszubildenden miteinbeziehen können und/oder wollen. Bedenken Sie, dass die Ergebnisse der Gruppenarbeiten nicht wortlos stehen gelassen werden sollten. Dieses besondere, für viele hochemotionale Thema, erfordert eine intensive, pädagogische Begleitung.

Arbeitsvorschläge
- Teilen Sie Gruppen ein.
- Eine Gruppe könnte *Interview* genannt werden. Auszubildende stellen sich gegenseitig Fragen zur Thematik. Insbesondere eignet sich dieses, wenn Sie vorab fragen, ob jemand Erfahrungen gemacht hat und davon berichten möchte/könnte.
- Eine Gruppe könnte *Kreativ* genannt werden. Legen Sie verschiedene Materialien im Raum aus, mit denen man basteln oder malen kann. Auszubildende malen oder gestalten kreativ, mit verschiedenen Materialien, ihre Erfahrungen bei der Versorgung und Betreuung von Kindern und ihren Bezugspersonen.
- Eine Gruppe könnte *Abschied* genannt werden. Wenn Sie Auszubildende in der Gruppe haben, die keinerlei Berührungspunkte mit Kindern aufweisen, dann könnten diese, in dieser Gruppe Fragen oder Ausdrucksformen aufstellen, die Kinder möglicherweise haben, wenn sie wissen, dass sie versterben werden.

Tab. 5.2 Planungsraster der Lernsituation „Sterbende Kinder und ihre Bezugspersonen würdevoll begleiten" im 8. Theorieblock, 2. Ausbildungsdrittel, 1. und 2. Stunde (formal angelehnt an Kuckeland)

Aspekte	Stunden
	8. Theorieblock – 1. und 2. Stunde
Themen/Mottos	Welche Erfahrungen habe ich als ATA/OTA, bei der Versorgung und Betreuung von Kindern und ihren Bezugspersonen gemacht?
	Welche Erlebnisse hatte ich mit schwer erkrankten, palliativen oder sterbenden Kindern?
Übergeordnete Zielsetzungen	Die Auszubildenden setzten sich mit den beruflichen Erfahrungen mit Kindern und ihren Bezugspersonen auseinander
Ausbildungsziele nach ATA-OTA-G	Die Auszubildenden erkennen ihre persönliche und fachliche Weiterentwicklung als notwendig an und verstehen lebenslanges Lernen als Teil der eigenen beruflichen Biographie. Die Auszubildenden entwickeln ein professionelles, ethisch fundiertes berufliches Selbstverständnis, das der Bedeutung ihrer zukünftigen Tätigkeit angemessen ist
Zielsetzungen innerhalb der Kompetenzschwerpunkte nach APrV	Die Auszubildenden reflektieren persönliche und berufliche Herausforderungen in einem fortlaufenden, auch im zunehmenden Einsatz digitaler Technologien begründeten, grundlegenden Wandel der Arbeitswelt und leiten daraus ihren Lernbedarf ab
	4d
Zu fördernde Teilkompetenzen	**Selbstkompetenz** Die Auszubildenden reflektieren ihre Erlebnisse mit Kindern und deren Bezugspersonen
	Sozialkompetenz Die Auszubildenden tauschen ihre Erfahrungen, Wünsche und Befürchtungen in der Gruppe aus Die Auszubildenden analysieren in Gruppenarbeit mögliche Ausdrucksformen von sterbenden Kindern
	Methodenkompetenz Die Auszubildenden entscheiden sich zielgerichtet für eine Gruppe und setzen sich mit den Arbeitsschritten auseinander
Inhalts-Cluster	*Gruppe 1: Interview* Auszubildende interviewen sich gegenseitig, innerhalb der Kleingruppe
	Gruppe 2: Kreativ Auszubildenden setzen sich kreativ mit ihren Erfahrungen auseinander
	Gruppe 3: Abschied Auszubildenden setzen sich mit möglichen, kindlichen Ausdrucksformen auseinander
Arten von Unterricht	Theoretischer Unterricht
Mögliche Methoden	Siehe Arbeitsvorschläge
Sozialformen	Gruppenarbeit, Plenumsarbeit
Medien/Materialien	Je nach gewählter Methode

3.–6. Stunde der Lernsituation

Durch die ausgewählten Stundenmottos, *Sterbephasen bei Kindern – anders als bei Erwachsenen?* sowie *Sterbende Kinder begleiten – was brauchen die Kleinen?*, wird an die Phasen von Elisabeth Kübler-Ross in Bezug auf Kinder sowie an Todeskonzepte bei Kindern angeknüpft. Diese Unterrichtsinhalte ermöglichen es Auszubildenden bewusst zu begreifen, dass es auch bei Kindern physiologische Vorgänge und Reaktionen beim Sterben gibt und diese bei jedem kleinen Menschen unterschiedlich sein können. Insbesondere soll den Auszubildenden bewusstwerden, dass Kinder ihre eigenen, altersspezifischen Vorstellungen von Sterben und Tod haben. Das Planungsraster der Lernsituation wird in Tab. 5.3 dargestellt.

Arbeitsvorschläge
- Erläutern Sie die altersspezifischen Todeskonzepte von Kindern.
- Lassen Sie die Auszubildenden die Todeskonzepte in Einzelarbeit interpretieren.
- Lassen Sie die Auszubildenden gemeinsam im Plenum überlegen, welche Fragen sich sterbende Kinder wohl stellen. Nehmen Sie hierfür die Todeskonzepte bei Kindern als Grundlage.
- Im Anschluss sollen sich die Auszubildenden im Plenum, über die Unterschiede und Gemeinsamkeiten zu den Sterbephasen von Erwachsenen austauschen und diskutieren.
- Lassen Sie die Auszubildenden, auf Grundlage der Ergebnisse der 5–8 Stunde der ersten Lernsituation (Sterbende Erwachsene begleiten), Maßnahmen zum Umgang mit sterbenden Kindern und ihren Bezugspersonen erarbeiten. Im Anschluss kann ein Vergleich im Plenum stattfinden.
- Lassen Sie die Auszubildenden zum Abschluss darüber nachdenken, in welchen Situationen sie mit sterbenden Kindern konfrontiert werden.

7.–10. Stunde der Lernsituation

Durch das ausgewählte Stundenmotto *Sterbende Kinder und ihre Bezugspersonen begleiten* (Tab. 5.4), knüpfen Sie weiter an der beruflichen Lebenswelt von den Auszubildenden an. Im Vordergrund steht hier das Beachten, der besonderen Bedürfnisse von sterbenden Kindern sowie ihrer Angehörigen. Wir empfehlen Ihnen, dieses fachpraktisch, mittels Rollenspiels oder Standbild durchzuführen.

▶ Rollenspiele bieten sich an, da hierbei reale berufliche Situationen simuliert werden können. Es ermöglicht Auszubildenden, sich mit der beruflichen Wirklichkeit auseinanderzusetzen. Mithilfe des Standbildes ist es möglich, dass Auszubildenden sich in andere Rollen hineinversetzen und einen Perspektivwechsel vornehmen können. Um die Situation realistisch wirken zu lassen, bereiten Sie Kleidung und kleine Puppen vor.

Tab. 5.3 Planungsraster der Lernsituation „Sterbende Kinder und ihre Bezugspersonen würdevoll begleiten" im 8. Theorieblock, 2. Ausbildungsdrittel, 3.–6. Stunde (formal angelehnt an Kuckeland)

Aspekte	Stunden
	8. Theorieblock – 3.–6. Stunde
Themen/Mottos	Sterbephasen bei Kindern – anders als bei Erwachsenen?
	Sterbende Kinder begleiten – was brauchen die Kleinen?
Übergeordnete Zielsetzungen	Die Auszubildenden können sterbende Kinder in eine Sterbephase einsortieren und einschätzen, in welchen Situationen sie mit sterbenden Kindern konfrontiert werden könnten
	Die Auszubildenden erarbeiten gelungene Handlungsstrategien, im Umgang mit sterbenden Kindern
Ausbildungsziele nach ATA-OTA-G	Die Auszubildenden überwachen den gesundheitlichen Zustand der Patienten und seinen Verlauf während des Aufenthaltes in den jeweiligen Versorgungsbereichen
Zielsetzungen innerhalb der Kompetenzschwerpunkte nach APrV	Die Auszubildenden unterstützen und überwachen fachgerecht Patienten aller Altersstufen vor, während und nach anästhesiologischen bzw. operativen Maßnahmen unter Berücksichtigung ihrer individuellen physischen, kognitiven und psychischen Situation und führen fachgerecht Prophylaxen durch
	1b
	Die Auszubildenden beachten die besonderen Bedürfnisse von sterbenden Patienten aller Altersstufen sowie ihrer Angehörigen
	6d
Zu fördernde Teilkompetenzen	**Fachkompetenz** Die Auszubildenden beschreiben die unterschiedlichen Todeskonzepte von Kindern
	Methodenkompetenz Die Auszubildenden analysieren Verhaltensweisen von Kindern und ihren Bezugspersonen, in den verschiedenen Sterbephasen und/oder Todeskonzepten
	Lernkompetenz Die Auszubildenden setzen sich selbstständig mit der Thematik auseinander und bringen ihre Gedanken ein
Inhalts-Cluster	Sterbephasen nach Elisabeth Kübler-Ross bei Kindern
	Todeskonzepte bei Kindern
	Umgang und Kommunikation mit Kindern und ihren Bezugspersonen im Krankenhaus
	Maßnahmen zum Umgang mit sterbenden Kindern und ihren Bezugspersonen, im OP und den Funktionsabteilungen
Arten von Unterricht	Theoretischer Unterricht
Mögliche Methoden	Siehe Arbeitsvorschläge
Sozialformen	Gruppenarbeit, Plenumsarbeit
Medien/Materialien	Je nach gewählter Methode

Tab. 5.4 Planungsraster der Lernsituation „Sterbende Kinder und ihre Bezugspersonen würdevoll begleiten" im 8. Theorieblock, 2. Ausbildungsdrittel, 7.–10. Stunde (formal angelehnt an Kuckeland)

Aspekte	Stunden
	8. Theorieblock – 7.–10. Stunde
Themen/Mottos	Sterbende Kinder und ihre Bezugspersonen begleiten
Übergeordnete Zielsetzungen	Die Auszubildenden wenden die erarbeiteten Handlungsstrategien, im Umgang mit sterbenden Kindern und ihren Bezugspersonen an
Ausbildungsziele nach ATA-OTA-G	Die Auszubildenden kommunizieren angemessen mit den Patienten sowie weiteren beteiligten Personen und Berufsgruppen
Zielsetzungen innerhalb der Kompetenzschwerpunkte nach APrV	Die Auszubildenden beachten die besonderen Bedürfnisse von sterbenden Patienten aller Altersstufen sowie ihrer Angehörigen
	6d
	Die Auszubildenden informieren und beraten bei Bedarf Patienten aller Altersstufen sowie deren Bezugspersonen im beruflichen Kontext
	6f
Zu fördernde Teilkompetenzen	**Sozialkompetenz** Die Auszubildenden arbeiten im Team zusammen
	Selbstkompetenz Die Auszubildenden entwickeln ein Selbstvertrauen, um die Anforderungen im Standbild zu bewältigen
	Methodenkompetenz Die Auszubildenden analysieren Verhaltensweisen mit Standbildern, indem sie einen Perspektivwechsel einnehmen
Inhalts-Cluster	Die Auszubildenden führen Handlungsstrategien, im Umgang mit sterbenden Kindern und ihren Bezugspersonen durch
	Auf Ängste von Kindern und ihren Bezugspersonen angemessen reagieren
Arten von Unterricht	Fachpraktischer Unterricht
Mögliche Methoden	Siehe Arbeitsvorschläge
Sozialformen	Gruppenarbeit
Medien/Materialien	Je nach gewählter Methode

Tab. 5.5 Planungsraster der Lernsituation „Sterbende Kinder und ihre Bezugspersonen würdevoll begleiten" im 8. Theorieblock, 2. Ausbildungsdrittel, 11. und 12. Stunde (formal angelehnt an Kuckeland)

Aspekte	Stunden
	8. Theorieblock – 11. und 12. Stunde
Themen/Mottos	Wie habe ich die Maßnahmen erlebt und wie haben diese die Situation beeinflusst?
Übergeordnete Zielsetzungen	Die Auszubildenden reflektieren die Durchführung der Maßnahmen auf Bedeutung und Wirksamkeit
Ausbildungsziele nach ATA-OTA-G	Die Auszubildenden kommunizieren angemessen mit den Patienten sowie weiteren beteiligten Personen und Berufsgruppen
Zielsetzungen innerhalb der Kompetenzschwerpunkte nach APrV	Die Auszubildenden beachten die besonderen Bedürfnisse von sterbenden Patienten aller Altersstufen sowie ihrer Angehörigen
	6d
	Die Auszubildenden übernehmen Mitverantwortung für die Organisation und Gestaltung gemeinsamer Arbeitsprozesse auch im Hinblick auf Patientenorientierung und -partizipation
	3c
Zu fördernde Teilkompetenzen	**Sozialkompetenz** Die Auszubildenden analysieren in Gruppen den Umgang mit sterbenden Kindern und ihren Bezugspersonen auf Bedeutung und Wirkung
	Selbstkompetenz Die Auszubildenden bewerten ihren Erkenntnisgewinn, innerhalb der Versorgung von sterbenden Kindern und ihren Bezugspersonen
	Methodenkompetenz Die Auszubildenden identifizieren für sich geeignete Umgangsformen, mit sterbenden Kindern und ihren Bezugspersonen
Inhalts-Cluster	Reflexion der Übungen
Arten von Unterricht	Theoretischer Unterricht
Mögliche Methoden	Siehe Arbeitsvorschläge
Sozialformen	Gruppenarbeit, Plenumsarbeit
Medien/Materialien	Je nach gewählter Methode

Arbeitsvorschläge
- Diskutieren Sie im Plenum, welche Schwierigkeiten bei der Begleitung von sterbenden Kindern sowie ihrer Angehörigen auftreten können.
- Lassen Sie die Auszubildenden in Gruppen persönliche, teamorientierte und institutionelle Voraussetzungen in der Begleitung von sterben Kindern sowie ihrer Angehörigen erarbeiten.
- Diskutieren Sie die Ergebnisse anschließend im Plenum.
- Erarbeiten Sie gemeinsam auf Grundlage der Ergebnisse der 13. und 14. Stunde der ersten Lernsituation (Tab. 4.7) Maßnahmen und/oder Handlungsalternativen in der Begleitung von sterbenden Kindern sowie ihrer Angehörigen.
- Lassen Sie die Auszubildenden im Anschluss ein Standbild bauen, was die Vorstellungen im professionellen Umgang mit sterbenden Kindern sowie ihrer Angehörigen verdeutlicht.

11. und 12. Stunde der Lernsituation
Durch das ausgewählte Stundenmotto *Wie habe ich die Maßnahmen erlebt und wie haben diese die Situation beeinflusst?*, (Tab. 5.5) ermöglichen Sie den Auszubildenden eine Abschluss – Reflexion im Sinne einer Bewertung. Bedeutung und Wirksamkeit innerhalb des Standbildes, lässt die Auszubildenden die Wichtigkeit von Handlungsstrategien im Umgang mit Kindern, erkennen.

Diese Reflexion bietet Ihnen die Gelegenheit, den Auszubildenden aufzuzeigen, dass Trauer im Umgang mit Kindern und ihren Angehörigen eine besondere Rolle spielt und es von Nöten ist, ein professionelles, ethisch fundiertes berufliches Selbstverständnis zu entwickeln. Sie können hierfür Leitfragen formulieren, sodass die Auszubildenden sich die Situation konkret in das Bewusstsein rufen können. Leitfragen könnten sein:

- Wie wurde die Situation innerhalb des Standbildes wahrgenommen?
- Was wurde mit den Maßnahmen und/oder Handlungsalternativen erreicht?
- Würden Sie beim nächsten Mal etwas anders machen?

Arbeitsvorschläge
- Visualisieren Sie die Leitfragen.
- Lassen Sie die Auszubildenden das erlebte Standbild in Kleingruppen analysieren.
- Befragen Sie die Auszubildenden in der Großgruppe, im Anschluss nach Unterschieden sowie Gemeinsamkeiten und clustern Sie diese.
- Lassen Sie die Auszubildenden zum Ende ihre Einstellungen als Bestandteil eines vollen Koffers deklarieren. Alternativ können Sie einen Rucksack mit Kenntnissen packen.

Mögliche 13. und 14. Stunde der Lernsituation
An dieser Stelle möchten wir Ihnen den Besuch eines Kinderhospizes empfehlen. Eine weitere Möglichkeit ist, den Auszubildenden den Wünschewagen und die Mutperlenkette näherzubringen. Fragen Sie die Auszubildenden doch mal, was sie

nachholen würden und was sie sich wünschen würden, wenn sie wüssten, dass sie versterben werden.

Literatur

Anästhesietechnische- und Operationstechnische-Assistenten-Ausbildungs- und -Prüfungsverordnung. (2020). https://www.gesetze-im-internet.de/ata-ota-aprv/BJNR229510020.html. Zugegriffen 12. März 2025.

Anästhesietechnische- und Operationstechnische-Assistenten-Gesetz. (2019). Letzter Verfügbar unter https://www.gesetze-im-internet.de/ata-ota-g/BJNR276810019.html. Zugegriffen 12. März 2025.

Deutscher Hospiz- und Palliativ Verband e. V. (2017). Abschied nehmende Kinder. Eine Handreichung des DHPV. https://www.dhpv.de/files/public/themen/20201214_Broschu%CC%88re_AbschiednehmendeKinder_Ansicht.pdf. Zugegriffen 27. Nov. 2024.

Drude, C., & Zielke-Nadkarni, A. (2008). *Unterrichtsmethoden in der Pflegeausbildung*. Elsevier.

Kränzle, S., Schmid, U., & Seeger, C. (2022). *Palliative Care. Praxis, Weiterbildung, Studium* (7. Aufl.). Springer.

Kuckeland, H., & Schneider, K. (2016). Schulnahe Curriculumentwicklung in der Pflegeausbildung. *Unterricht Pflege, 21*(3), 2–15.

Kuckeland, H. (2020a). Glossar: Begriffe der Curriculumentwicklung. *Unterricht Pflege, 25*(2), 51–59.

Kuckeland, H. (2020b). Mikroebene: Konkrete Gestaltung einer generalistischen Lernsituation – Menschen mit herausforderndem Verhalten bei der Körperpflege unterstützen. *Unterricht Pflege, 25*(3), 36–53.

Kultusministerkonferenz (2021). Handreichung für die Erarbeitung von Rahmenlehrplänen der Kultusministerkonferenz für den berufsbezogenen Unterricht in der Berufsschule und ihre Abstimmung mit Ausbildungsordnungen des Bundes für anerkannte Ausbildungsberufe. https://www.kmk.org/fileadmin/veroeffentlichungen_beschluesse/2021/2021_06_17-GEP-Handreichung.pdf. Zugegriffen:12. März 2025.

Kübler-Ross, E. (2014). *Interviews mit Sterbenden* (6. Aufl.). Kreuz.

Schneider, K., & Hamar, C. (2020a). Meso- und Mikroebene: Allgemeiner Handlungsleitfaden zur Entwicklung von Curricula für die generalistische Pflegeausbildung. *Unterricht Pflege, 25*(2), 18–50.

Schneider, K., & Hamar, C. (2020b). Mikroebene: Handlungsleitfaden für die Konstruktion von Lernsituationen mit ihren Lehr-Lern-Arrangements. *Unterricht Pflege, 25*(3), 2–35.

Schneider, K., & Hamar, C. (2020). Mikroebene: Ein Formblatt für Lern.- und Arbeitsaufgaben für die generalistische Pflegeausbildung. *Unterricht Pflege, 25*(3), 61–63.

Zernikow, B., & Bunk, N. (2021). Todeskonzepte und individuelle Bedürfnisse von Kindern und Jugendlichen. *Pädiatrische Palliativversorgung – Grundlagen* (S. 67–78). Springer.

Beispielhafte Lernsituation „Organspende"

6

Zusammenfassung

In der beispielhaften Lernsituation „Organspende" sollen die Auszubildenden unter anderem, einen Eindruck von der engen Zusammenarbeit aller Beteiligten bekommen. Neben den Ablauf einer postmortalen Organspende, steht hier auch der Umgang mit Ängsten im Vordergrund. Insbesondere sollten die Ängste, im Kontext des irreversiblen Hirnfunktionsausfalls, bei einer Explantation thematisiert werden. Diese Lernsituation schließt mit einer Lern- und Arbeitsaufgabe ab.

▶ Seit dem Jahr 1963 wurden in Deutschland 153.103 Organe transplantiert. Im Jahr 2023 haben deutschlandweit 965 Menschen, nach ihrem Tod ein oder mehrere Organe gespendet. Die sogenannte *Deutsche Stiftung Organtransplantation* gibt es mittlerweile seit 40 Jahren. Postmortale Organspenden werden im Operationssaal immer ein Thema sein, weshalb es unerlässlich ist, die Auszubildenden mit dieser äußerst sensiblen Thematik zu konfrontieren.

Die Lernsituation „Organspende" wurde von uns im 9. Theorieblock zu Beginn des dritten Ausbildungsdrittels verortet (Tab. 6.1).

1. und 2. Stunde der Lernsituation

Innerhalb dieser 1. und 2. Stunde (Tab. 6.2) soll mit dem Stundenmotto *Was geschieht mit Patienten, bevor sie zur Explantation in den OP kommen?*, der Grundprozess einer postmortalen Organspende thematisiert werden. Im Vordergrund steht an dieser Stelle nicht die Feststellung des Todes, durch Nachweis des irreversiblen Hirnfunktionsausfalls. Vielmehr sollen die Auszubildenden, zu Beginn der Lernsituation, eine Übersicht der wichtigen Schritte, von der Feststellung des Todes bis zur Transplantation erhalten. Sollten Sie sich als Lehrkraft unsicher innerhalb der Thematik sein, so haben Sie die Möglichkeit, einen Transplantationsbeauftragten zu kontaktieren.

Arbeitsvorschläge
- Erstellen Sie ein Quiz, um den aktuellen Wissenstand der Auszubildenden darzustellen. So finden Sie heraus, ob es bereits Erfahrungen von Auszubildenden im Kontext Organspende gibt.
- Nutzen Sie den Leitfaden der Deutschen Stiftung Organtransplantation. Die bundesweite Koordinierungsstelle für die Organspende verfügt über eine hervorragende Internetseite.
- Lassen Sie die Auszubildenden aktuelle Zahlen und Fakten recherchieren.

3. und 4. Stunde der Lernsituation
Durch die ausgewählten Stundenmottos *Was bedeutet Organspende und Explantation für mich als ATA/OTA?* und *Welche körperlichen und seelischen Reaktionsformen kann ich als ATA/OTA bei mir erleben oder wahrnehmen?* (Tab. 6.3), reflektieren die Auszubildenden ihre Gefühlswelt und/oder beruflichen Erfahrungen, im Umgang mit Organspende. Vorteilhaft wäre ein geschützter Raum, sodass die Auszubildenden sich austauschen können. Bedenken Sie, dass es möglicherweise Auszubildende gibt, die zu Hause Familienmitglieder haben, die auf ein Organ warten oder sogar Organe gespendet haben.

▶ Als Lehrkraft ist es unerlässlich, sich mit dem ICN-Ethikkodex bezogen auf folgendes Element auseinanderzusetzen: „Pflegefachpersonen haben die Möglichkeit, die Teilnahme an bestimmten Prozeduren oder pflege- oder gesundheitsbezogener Forschung aus Gewissensgründen abzulehnen. Sie müssen respektvoll und rechtzeitig handeln, um sicherzustellen, dass die Menschen eine ihren individuellen Bedürfnissen angemessene Pflege erhalten."

Bedenken Sie an dieser Stelle, dass es möglicherweise Auszubildende gibt, die aus Gewissensgründen nicht an einer Explantation oder Organspende teilnehmen möchten/können. Ermutigen Sie die Auszubildenden jedoch, eine Selbstreflexion durchzuführen. Geben Sie der Lerngruppe den Hinweis, dass dieses Element im Ethikkodex zu finden ist und dass Einstellungen nicht kommentiert werden sollen.

Arbeitsvorschläge
- Legen Sie ggf. Verhaltensregeln aus. Dieses macht insbesondere dann Sinn, wenn Sie im Vorfeld bereits wissen, dass Auszubildende die Thematik aufgrund von Gewissensgründen ablehnen.
- Bieten Sie den Auszubildenden ein Art Positionsspiel/Diskussionsspiel im Sinne von Pro- und Contra an, so erfahren Sie direkt, wer aus Gewissensgründen nicht an einer Explantation oder Organspende teilnehmen kann/möchte. Dieses kann anonym oder in Kleingruppen stattfinden. Ein großer Vorteil dieser Methode liegt im Vergleich der Ergebnisse zu vorher und nachher.

6 Beispielhafte Lernsituation „Organspende"

Tab. 6.1 Zuordnung der Lernsituation „Organspende" im 9. Theorieblock 3. Ausbildungsdrittel (formal angelehnt an Kuckeland)

Titel der Lernsituation	Vorgesehene Stunden	Curriculare Verortung											
		1. Ausbildungsdrittel				2. Ausbildungsdrittel				3. Ausbildungsdrittel			
		1. TB	2. TB	3. TB	4. TB	5. TB	6. TB	7. TB	8. TB	9. TB	10. TB	11. TB	12. TB
Organspende	16									x			

Tab. 6.2 Planungsraster der Lernsituation „Organspende" im 9. Theorieblock, 3. Ausbildungsdrittel, 1. und 2. Stunde (formal angelehnt an Kuckeland)

Aspekte	Stunden
	9. Theorieblock – 1. und 2. Stunde
Themen/Mottos	Was geschieht mit Patienten, bevor sie zur Explantation in den OP kommen?
Übergeordnete Zielsetzungen	Die Auszubildenden erlangen Grundlagenkenntnisse über den postmortalen Ablauf einer Organspende
Ausbildungsziele nach ATA-OTA-G	Die Auszubildenden erlangen die für die Berufsausübung erforderlichen fachlichen und methodischen Kompetenzen zur eigenverantwortlichen Durchführung und zur Mitwirkung, insbesondere in den operativen oder anästhesiologischen Bereichen der stationären und ambulanten Versorgung sowie in weiteren diagnostischen und therapeutischen Versorgungsbereichen, einschließlich der zugrunde liegenden Lernkompetenzen sowie der Fähigkeit zum Wissenstransfer und zur Selbstreflexion. Darüber hinaus erlangen die Auszubildenden personale und soziale Kompetenzen. Die Vermittlung hat entsprechend dem anerkannten Stand medizinischer, medizinisch-technischer und weiterer bezugswissenschaftlicher Erkenntnisse zu erfolgen
Zielsetzungen innerhalb der Kompetenzschwerpunkte nach APrV	Die Auszubildenden verstehen den Beruf in seiner Eigenständigkeit, positionieren ihn im Kontext der Gesundheitsfachberufe, entwickeln unter Berücksichtigung berufsethischer und eigener ethischer Überzeugungen ein eigenes berufliches Selbstverständnis und bringen sich kritisch in die Weiterentwicklung des Berufs ein
	4a
Zu fördernde Teilkompetenzen	**Fachkompetenz** Die Auszubildenden beschreiben den postmortalen Ablauf einer Organspende
	Lernkompetenz Die Auszubildenden verwenden Internetlinks der DSO, zur Recherche von Zahlen und Fakten zur Organspende
Inhalts-Cluster	Ablaufgrafik einer postmortalen Organspende
Arten von Unterricht	Theoretischer Unterricht
Mögliche Methoden	Siehe Arbeitsvorschläge
Sozialformen	Gruppenarbeit, Plenum
Medien/Materialien	Je nach gewählter Methode

6 Beispielhafte Lernsituation „Organspende"

Tab. 6.3 Planungsraster der Lernsituation „Organspende" im 9. Theorieblock, 3. Ausbildungsdrittel, 3. und 4. Stunde (formal angelehnt an Kuckeland)

Aspekte	Stunden
	9. Theorieblock – 3. und 4. Stunde
Themen/Mottos	Was bedeutet Organspende und Explantation für mich als ATA/OTA?
	Welche körperlichen und seelischen Reaktionsformen kann ich als ATA/OTA bei mir erleben oder wahrnehmen?
	Würde ich einen Organspendeausweis ausfüllen?
Übergeordnete Zielsetzungen	Die Auszubildenden reflektieren ihre Einstellungen zur Explantation und Organspende und nehmen eine Haltung ein
Ausbildungsziele nach ATA-OTA-G	Die Auszubildenden erkennen ihre persönliche und fachliche Weiterentwicklung als notwendig an und verstehen lebenslanges Lernen als Teil der eigenen beruflichen Biographie. Die Auszubildenden entwickeln ein professionelles, ethisch fundiertes berufliches Selbstverständnis, das der Bedeutung ihrer zukünftigen Tätigkeit angemessen ist
Zielsetzungen innerhalb der Kompetenzschwerpunkte nach APrV	Die Auszubildenden reflektieren persönliche und berufliche Herausforderungen in einem fortlaufenden, auch im zunehmenden Einsatz digitaler Technologien begründeten, grundlegenden Wandel der Arbeitswelt und leiten daraus ihren Lernbedarf ab
	4d
	Die Auszubildenden erhalten und fördern die eigene Gesundheit, setzen dabei gezielt Strategien zur Kompensation und Bewältigung unvermeidbarer beruflicher Belastungen ein und nehmen frühzeitig Unterstützungsangebote wahr oder fordern diese aktiv ein
	4f
Zu fördernde Teilkompetenzen	**Selbstkompetenz** Die Auszubildenden reflektieren ihre Emotionen, in Bezug auf Organspende und Explantation Die Auszubildenden entwickeln Selbstvertrauen, um über die Frage eines Organspendeausweises nachzudenken **Sozialkompetenz** Die Auszubildenden gestalten in der Gruppe eine Diskussion
Inhalts-Cluster	Emotionen bei einer Organspende, Organspendeausweis

(Fortsetzung)

Tab. 6.3 (Fortsetzung)

Aspekte	Stunden
	9. Theorieblock – 3. und 4. Stunde
Arten von Unterricht	Theoretischer Unterricht
Mögliche Methoden	Siehe Arbeitsvorschläge
Sozialformen	Gruppenarbeit
Medien/Materialien	Je nach gewählter Methode

So können Sie dieselbe Methodik am Ende der Lernsituation erneut durchführen und sich einen Überblick verschaffen, ob sich Einstellungen von Auszubildenden verändert haben.
- Körperliche und seelische Reaktionsformen können Sie, mithilfe von Bildern erfahren. Lassen Sie Auszubildende Bilder malen, legen Sie Postkarten aus oder lassen Sie Auszubildende Fotos, Bildmotive oder Postkarten mitbringen. Für letzteres ist es notwendig, dass Sie die Auszubildenden darüber informieren. Mit dieser Methode reflektieren die Auszubildenden persönliche und berufliche Herausforderungen.
- Bedenken Sie, dass die Ergebnisse nicht wortlos stehen gelassen werden sollten.

5.–7. Stunde der Lernsituation
Wenn man an den irreversiblen Hirnfunktionsausfall denkt, dann existieren immer wieder Vorbehalte und Befürchtungen. Umgangssprachlich werden auch immer noch die Begriffe Hirntod und Hirntoddiagnostik verwendet. Durch die ausgewählten Stundenmottos der 5.–7. Stunde (Tab. 6.4) *Ein Patient verstirbt – sichere und unsichere Todeszeichen* sowie *Irreversibler Hirnfunktionsausfall, Diagnostik zur Feststellung des irreversiblen Hirnfunktionsausfalls* und *Irreversibler Hirnfunktionsausfall was bedeutet das für mich?*, äußern die Auszubildenden ihre Bedenken/Fragen und erhalten Hintergrundwissen zur Thematik. Im Vordergrund dieser Stunden, sollte ein Experten-Interview mit einem Neurologen und/oder Transplantationsbeauftragten stehen, in welchem die Auszubildenden ihre Befürchtungen besprechen und mögliche Fragen stellen können.

Arbeitsvorschläge
- Fragen Sie die Auszubildenden, mithilfe der Methode Brainstorming nach Befürchtungen zum Thema irreversibler Hirnfunktionsausfall und sammeln Sie die häufigsten Fragen.
- Laden Sie einen Neurologen und/oder Transplantationsbeauftragten, zur Darstellung und Diskussion des Themas ein.
- Alternativ können Sie die drei Säulen der *Hirntoddiagnostik* recherchieren lassen oder Sie führen selbständig einen Fachvortrag durch. Informieren Sie die Auszubildenden darüber, dass das Wort Hirntod durch das Wort irreversibler Hirnfunktionsausfall ersetzt wurde.

Tab. 6.4 Planungsraster der Lernsituation „Organspende" im 9. Theorieblock, 3. Ausbildungsdrittel, 5.–7. Stunde (formal angelehnt an Kuckeland)

Aspekte	Stunden
	9. Theorieblock – 5.–7. Stunde
Themen/Mottos	Ein Patient verstirbt – sichere und unsichere Todeszeichen
	Irreversibler Hirnfunktionsausfall, Diagnostik zur Feststellung des irreversiblen Hirnfunktionsausfalls
	Irreversibler Hirnfunktionsausfall was bedeutet das für mich?
Übergeordnete Zielsetzungen	Die Auszubildenden analysieren sichere und unsichere Todeszeichen sowie zentrale Elemente des irreversiblen Hirnfunktionsausfalls
	Die Auszubildenden setzen sich kritisch mit der Thematik Feststellung des Todes durch Nachweis des irreversiblen Hirnfunktionsausfalls auseinander
	Die Auszubildenden erlangen Kenntnisse zur Feststellung sowie den gesetzlichen Regelungen zum Thema Feststellung des Todes durch Nachweis des irreversiblen Hirnfunktionsausfalls
Ausbildungsziele nach ATA-OTA-G	Die Auszubildenden erkennen ihre persönliche und fachliche Weiterentwicklung als notwendig an und verstehen lebenslanges Lernen als Teil der eigenen beruflichen Biographie. Die Auszubildenden entwickeln ein professionelles, ethisch fundiertes berufliches Selbstverständnis, das der Bedeutung ihrer zukünftigen Tätigkeit angemessen ist
Zielsetzungen innerhalb der Kompetenzschwerpunkte nach APrV	Aufgrund der fehlenden Berücksichtigung von verstorbenen Patienten im OP, ist kein Kompetenzschwerpunkt zutreffend bei den Todeszeichen und des irreversiblen Hirnfunktionsausfalls. Am ehesten ließe sich Kompetenzschwerpunkt 1b hierzu heranziehen
	Die Auszubildenden unterstützen und überwachen fachgerecht Patienten aller Altersstufen vor, während und nach anästhesiologischen bzw. operativen Maßnahmen unter Berücksichtigung ihrer individuellen physischen, kognitiven und psychischen Situation und führen fachgerecht Prophylaxen durch
	1b
Zu fördernde Teilkompetenzen	**Fachkompetenz** Die Auszubildenden benennen sichere und unsichere Todeszeichen Die Auszubildenden benennen den Ablauf zur Feststellung des Todes durch Nachweis des irreversiblen Hirnfunktionsausfalls
	Methodenkompetenz Die Auszubildenden systematisieren die Merkmale der sicheren und unsicheren Todeszeichen

(Fortsetzung)

Tab. 6.4 (Fortsetzung)

Aspekte	Stunden
	9. Theorieblock – 5.–7. Stunde
	Kommunikative Kompetenz Die Auszubildenden verbalisieren ihre Ängste und/oder Standpunkte, im Kontext des irreversiblen Hirnfunktionsausfall
Inhalts-Cluster	Sichere und unsichere Todeszeichen
	Experten-Interview mit Neurologen und/oder Transplantationsbeauftragen
	Definition des irreversiblen Hirnfunktionsausfalls und Diagnostik zur Feststellung des irreversiblen Hirnfunktionsausfalls
Arten von Unterricht	Theoretischer Unterricht
Mögliche Methoden	Siehe Arbeitsvorschläge
Sozialformen	Einzelarbeit, Plenumsarbeit
Medien/Materialien	Je nach gewählter Methode

- Führen Sie mithilfe von Fachtexten ein Gruppenpuzzle, zur Thematik sichere und unsichere Todeszeichen durch.

▶ Sollten Sie sich für einen eigenen Fachvortrag entscheiden ist es unerlässlich, dass Sie sich tief in die Thematik einlesen. Rechnen Sie mit vielen Befürchtungen und Fragen und stellen Sie sich auf Diskussionen ein. Insbesondere haben wir als Lehrkräfte festgestellt, dass immer wieder die Frage gestellt wird, ob verstorben durch den irreversiblen Hirnfunktionsausfall wirklich „tot" bedeutet. Aus diesem Grund empfehlen wir Ihnen eine Darstellung dieser Thematik durch Experten.

8.–10. Stunde der Lernsituation

Durch das ausgewählte Stundenmotto *Als ATA/OTA Ethik und Moral im Umgang mit Explantation wahren* sowie *Abschied nach Explantation ermöglichen – ist das möglich?*, knüpfen Sie an der beruflichen Lebenswelt von den Auszubildenden an (Tab. 6.5). Im Vordergrund steht hier das angemessene, ethische und moralische Handeln innerhalb dieser äußerst sensiblen und zumeist herausfordernden Operation. Aus dieser Perspektive, sollen die Auszubildenden sich mit ethischen Werten und Normen auseinandersetzen und ein berufsethisches Selbstverständnis an der Grenze zwischen Leben und Tod entwickeln. Auch wenn gänzlich Kompetenzschwerpunkte und Ausbildungsziele zu der Thematik *Tote Menschen im OP* fehlen, so sollte dieser Einklang in der Lehre finden, da das beteiligte OP-

Tab. 6.5 Planungsraster der Lernsituation „Organspende" im 9. Theorieblock, 3. Ausbildungsdrittel, 8.–10. Stunde (formal angelehnt an Kuckeland)

Aspekte	Stunden
	9. Theorieblock – 8.–10. Stunde
Themen/Mottos	Als ATA/OTA Ethik und Moral im Umgang mit Explantation wahren
	Abschied nach Explantation ermöglichen – ist das möglich?
Übergeordnete Zielsetzungen	Die Auszubildenden analysieren Merkmale im Umgang mit Menschen bei Explantation und deren Angehörigen nach der Explantation
Ausbildungsziele nach ATA-OTA-G	Die Auszubildenden erkennen ihre persönliche und fachliche Weiterentwicklung als notwendig an und verstehen lebenslanges Lernen als Teil der eigenen beruflichen Biographie. Die Auszubildenden entwickeln ein professionelles, ethisch fundiertes berufliches Selbstverständnis, das der Bedeutung ihrer zukünftigen Tätigkeit angemessen ist
	Die Auszubildenden kommunizieren angemessen mit den Patienten sowie weiteren beteiligten Personen und Berufsgruppen
Zielsetzungen innerhalb der Kompetenzschwerpunkte nach APrV	Die Auszubildenden verstehen den Beruf in seiner Eigenständigkeit, positionieren ihn im Kontext der Gesundheitsfachberufe, entwickeln unter Berücksichtigung berufsethischer und eigener ethischer Überzeugungen ein eigenes berufliches Selbstverständnis und bringen sich kritisch in die Weiterentwicklung des Berufs ein
	4a
	Die Auszubildenden reflektieren persönliche und berufliche Herausforderungen in einem fortlaufenden, auch im zunehmenden Einsatz digitaler Technologien begründeten, grundlegenden Wandel der Arbeitswelt und leiten daraus ihren Lernbedarf ab
	4d
Zu fördernde Teilkompetenzen	**Fachkompetenz** Die Auszubildenden beschreiben die Medizinethische Prinzipien sowie den Deutschen Ethikkodex Anästhesie- und Operationstechnische Assistenz Die Auszubildenden beschreiben die Wichtigkeit der sachgerechten Versorgung innerhalb des Wundverschlusses sowie der Bedeutung der Hautsäuberung
	Methodenkompetenz Die Auszubildenden analysieren mögliche ethisch-moralische Verhaltensweisen im Kontext Explantation
	Selbstkompetenz Die Auszubildenden entwickeln ein Selbstvertrauen, die Thematik zuzulassen
	Lernkompetenz Die Auszubildenden setzen sich mit der Thematik auseinander und bringen ihre Gedanken ein Die Auszubildenden wählen geeignete Strategien, in der Kommunikation mit Angehörigen aus
Inhalts-Cluster	Ethik und Moral wahren
	Handlungsstrategien, um den Menschen während einer Explanation als „Ganzheit" zu betrachten
	Medizinethische Prinzipien
	Deutscher Ethikkodex Anästhesie- und Operationstechnische Assistenz

(Fortsetzung)

Tab. 6.5 (Fortsetzung)

Aspekte	Stunden
	9. Theorieblock – 8.–10. Stunde
Arten von Unterricht	Theoretischer Unterricht
Mögliche Methoden	Siehe Arbeitsvorschläge
Sozialformen	Einzelarbeit, Plenumsarbeit
Medien/Materialien	Je nach gewählter Methode

Team mit verantwortlich ist, den Leichnam so aufzubewahren, dass sich die Angehörigen würdevoll verabschieden können – sofern sie dieses wünschen. Teilen Sie den Auszubildenden mit, dass die DSO die Frage des Abschiednehmens vor einer Explantation bereits beantworten kann. Vielleicht wird Ihnen als Leserinnen und Leser jetzt nochmal deutlicher, warum wir das Stundenmotto *Verstorbene Patienten würdevoll verabschieden und versorgen- eigentlich selbstverständlich, oder nicht?* innerhalb der 17. und 18. Stunde (Tab. 4.9) der ersten Lernsituation (Abschn. 4) aufgegriffen haben.

▶ Es geht in diesen Unterrichtsstunden weniger um den ICN-Ethikkodex oder den Deutschen Ethikkodex Anästhesie- und Operationstechnische Assistenz, vielmehr soll eine moralische Grundorientierung, bezogen auf Explantation entwickelt werden. Auf der Grundlage dieses Verstehens ist es Auszubildenden möglich, angemessen, nämlich ethisch-moralisch, auf Explantationen zu reagieren und einen würdevollen Abschied zu ermöglichen.

Teilen Sie den Auszubildenden mit, dass die Angehörigen vor der Organentnahme, einen aus ihrer Sicht *lebenden Menschen* sehen, der noch atmet und dessen Herz schlägt. Dieser Blick ändert sich gewaltig nach der Organentnahme, denn in diesem Moment sehen die Angehörigen das erste Mal den *toten Menschen*, mit dem Fehlen der Vitalfunktionen. Es ist der letzte Blick auf diese Person.

Arbeitsvorschläge
- Erläutern Sie zur Wiederholung die medizinethischen Prinzipien sowie den Deutschen Ethikkodex Anästhesie- und Operationstechnische Assistenz
- Ermutigen Sie die Auszubildenden, in Kleingruppen Stellung zu diesen Prinzipien zu nehmen und lassen Sie darüber nachdenken, wie und ob diese Prinzipien Einklang innerhalb einer Explantation finden können.
- Diskutieren Sie die Ideen in der Großgruppe
- Wenden Sie die Kopfstandmethode als Ideenfindung an, wie mit einem Menschen innerhalb einer Explantation *nicht* umgegangen werden sollte. Alternativ bietet sich die Methode Standbild an.

- Erläutern Sie die Wichtigkeit der sachgerechten Versorgung innerhalb des Wundverschlusses sowie der Bedeutung der Hautsäuberung, insbesondere wenn Angehörige Abschied nehmen wollen.

11. und 12. Stunde der Lernsituation
Durch das ausgewählte Stundenmotto *Die Bedeutung einer Organspende aus Sicht von Betroffenen,* knüpfen Sie weiter an der beruflichen Lebenswelt von den Auszubildenden an. Die Auszubildenden sollen sich in die Situation, einer transplantierten Person sowie hinterbliebenen Angehörigen hineinversetzen und eine Vorstellung davon entwickeln, wie sich das Leben verändert. Den Auszubildenden soll bewusstwerden, dass es ein Leben vor und nach einer Organspende gibt (Tab. 6.6).

Arbeitsvorschläge
- Erläutern Sie im Lehrevortrag Indikationen für Organspenden.
- Erstellen Sie Erfahrungsberichte von Betroffenen und lassen Sie die Auszubildenden Gefühle und Emotionen analysieren.
- Eine Alternative ist ein realer Erfahrungsbericht, in Form eines Interviews. Es gibt einige Menschen, die nach einer Organspende Bildungseichrichtungen besuchen und aus ihrer Perspektive erzählen. Vielleicht haben Sie als Lehrkraft auch selbst betroffene Personen in Ihrem Bekanntenkreis.
- Es gibt sogar hinterbliebene Angehörige, die aus ihrer Perspektive erzählen. Fragen Sie die DSO – es gibt eine Angehörigenbetreuung. Die DSO kann Ihnen mitteilen, wer bereit ist, über Erfahrungen zu sprechen.

13.–16. Stunde der Lernsituation
Innerhalb dieser Unterrichtsstunden möchten wir Ihnen einen Besuch der DSO empfehlen. Der Besuch der DSO bietet den ATA-OTA-Auszubildenden eine Möglichkeit des Informationsaustausches. Außerdem lohnt sich ein Ausflug zu fachspezifischen Symposien (Pflegesymposium zum Organspendedialog und dem Fachsymposium zur Organspende in der Pädiatrie), die in der Regel auch kostenfrei sind. Am Ende der gesamten Lernsituation können Sie eine erneute, diesmal anonyme Abfrage zum Motto *Würde ich einen Organspendeausweis ausfüllen?* durchführen. Es bleibt dann spannend abzuwarten, ob sich Grundeinstellungen verändert haben.

Vorschläge für Unterrichtsinhalte
- Funktion, Inhalt und Erhalt Organspendeausweis
- Bedeutung Organspendeausweis
- Ablauf einer postmortalen Organspende zur Vertiefung
- Ausschlussgründe bei potenziellen Spendern
- Angehörigenbetreuung seitens der DSO

Lern- und Arbeitsaufgabe „Ethisches reflektiert handeln bei Organentnahme" In der nachfolgenden Tabelle (Tab 6.7) wird die beispielhafte Lern- und Arbeitsaufgabe „Ethisch reflektiert handeln bei Organentnahme" dargestellt. In der Tabelle 6.7 auf eine gleichmäßige Verteilung der Spalten 1.B, 2.B, 3.B, 4.B, 5.B, 6.B, 7.B, 8.B, 9.B, 10.B, 11.B, 12.B (siehe Tabelle 6.1 und Manuskript Seite 93)

Tab. 6.6 Planungsraster der Lernsituation „Organspende" im 9. Theorieblock, 3. Ausbildungsdrittel, 11. und 12. Stunde (formal angelehnt an Kuckeland)

Aspekte	Stunden
	9. Theorieblock – 11. und 12. Stunde
Themen/Mottos	Die Bedeutung einer Organspende, aus Sicht von Betroffenen
Übergeordnete Zielsetzungen	Die Auszubildenden versetzen sich in die Lage einer transplantierten Person und entwickeln eine Vorstellung, wie sich das Leben verändert
Ausbildungsziele nach ATA-OTA-G	Die Auszubildenden beziehen die konkrete Situation der Patienten, insbesondere deren Selbständigkeit und Selbstbestimmung sowie deren kulturellen und religiösen Hintergrund, in ihr Handeln mit ein
Zielsetzungen innerhalb der Kompetenzschwerpunkte nach APrV	Die Auszubildenden verstehen den Beruf in seiner Eigenständigkeit, positionieren ihn im Kontext der Gesundheitsfachberufe, entwickeln unter Berücksichtigung berufsethischer und eigener ethischer Überzeugungen ein eigenes berufliches Selbstverständnis und bringen sich kritisch in die Weiterentwicklung des Berufs ein
	4a
	Die Auszubildenden reflektieren persönliche und berufliche Herausforderungen in einem fortlaufenden, auch im zunehmenden Einsatz digitaler Technologien begründeten, grundlegenden Wandel der Arbeitswelt und leiten daraus ihren Lernbedarf ab
	4d
Zu fördernde Teilkompetenzen	**Selbstkompetenz** Die Auszubildenden bewerten ihren Erkenntnisgewinn
	Fachkompetenz Die Auszubildenden beschreiben Indikationen für eine Organspende
Inhalts-Cluster	Indikationen für Organtransplantationen
	Erfahrungsberichte durch Fälle
	Interviews mit Betroffenen
Arten von Unterricht	Theoretischer Unterricht
Mögliche Methoden	Siehe Arbeitsvorschläge
Sozialformen	Einzelarbeit, Plenumsarbeit
Medien/Materialien	Je nach gewählter Methode

Tab. 6.7 Lern- und Arbeitsaufgabe „Ethisch reflektiert handeln bei Organentnahme" (formal angelehnt an Müller sowie Schneider und Hamar; eigene Inhalte)

Titel der Lern- und Arbeitsaufgabe	Ethisch reflektiert handeln bei Organentnahme											
Name: Verantwortliche Lehrperson	Herr/Frau Mustermann					Kurs:			ATA-OTA-Musterkurs			
Thema der Lern- und Arbeitsaufgabe	Organspende											
Titel der zugeordneten Lernsituation												
Zeitliche Verortung der zugeordneten Lernsituation B = Blockunterricht	I. Ausbildungsdrittel				II. Ausbildungsdrittel				III Ausbildungsdrittel			
	1. B	2. B	3. B	4. B	5. B	6. B	7. B	8. B	9. B	10. B	11. B	12. B
									x			
Zu berücksichtigende Formalien der Lern- und Arbeitsaufgabe												
Zugeordneter praktischer Einsatz	Individuell einsetzbar											
Zu fördernde Kompetenzschwerpunkte	**Kompetenzschwerpunkt 4** **Verantwortung für die Entwicklung der eigenen Persönlichkeit übernehmen (lebenslanges Lernen), berufliches Selbstverständnis entwickeln und berufliche Anforderungen bewältigen** Die Auszubildenden a) verstehen den Beruf in seiner Eigenständigkeit, positionieren ihn im Kontext der Gesundheitsfachberufe, entwickeln unter Berücksichtigung berufsethischer und eigener ethischer Überzeugungen ein eigenes berufliches Selbstverständnis und bringen sich kritisch in die Weiterentwicklung des Berufs ein											
Art der Lern- und Arbeitsaufgabe	Anwendungs- und Reflexionsaufgabe											

(Fortsetzung)

Tab. 6.7 (Fortsetzung)

Art der Bearbeitung	Einzelarbeit
Ansprechpartner	Praxisanleitende und Pflegefachkräfte in der Anästhesie- und der Operationsabteilung
Auswertung	Im nächsten Theorieblock
Art der Auswertung	Kombination aus schriftlicher Ausarbeitung und mündlicher Präsentation
Bewertung	nicht bewertet
Abgabe	Abgabedatum: Abgabe erfolgt digital über die Lernplattform
Ziel der Lern- und Arbeitsaufgabe	Diese Praxisaufgabe soll Sie unterstützen, Menschen bei einer Organentnahme als Ganzheit zu betrachten und diese nicht lediglich als ein Objekt anzusehen. Dies bedeutet, dass die individuellen Lebensumstände, die Persönlichkeit und die Würde des Spenders respektiert werden sollten. Ein ganzheitlicher Ansatz fördert das Verständnis für die emotionalen und ethischen Aspekte der Organentnahme und hilft, die menschliche Verbindung zu wahren, selbst in schwierigen Situationen
Welche Kompetenzen können durch diese Lernaufgabe gefördert werden?	
Selbstkompetenz	Die Auszubildenden reflektieren ihre ethischen und moralischen Einstellungen in Bezug auf Organentnahme
Sozialkompetenz	Die Auszubildenden nehmen den Organspender als Ganzheit wahr
Lernkompetenz	Die Auszubildenden nehmen ihr eigenes Verhalten während erlebter Organentnahme wahr
Annäherung an die Lern- und Arbeitsaufgabe	Für Auszubildende, Praxisanleitende und dem gesamten OP-Team stellt eine Organentnahme eine äußerst belastende Situation dar. In diesem Kontext sind die Angehörigen des Spenders ebenfalls in einer Ausnahmesituation, die von emotionalen Herausforderungen und Trauer geprägt ist. Es ist entscheidend, dass sowohl die Auszubildenden als auch die Anleitenden sowie das gesamte OP-Team in dieser sensiblen Phase angemessen unterstützt werden, um die komplexen emotionalen und ethischen Aspekte der Organentnahme zu bewältigen

(Fortsetzung)

Tab. 6.7 (Fortsetzung)

Wie gehen Sie vor?

Planen und Durchführen	Vorgehen	Teilschritte
	Emotionale Vorbereitung auf eine Organentnahme	Informieren Sie sich in Abstimmung mit Ihrem Praxisanleitenden über den Ablauf der postmortalen Organspende in Ihrem H aus. Nehmen Sie hierfür auch die Unterlagen der DSO zur Hilfe
		Überlegen Sie, was ethisches Handeln bei einer Organentnahme unter Berücksichtigung der komplexen emotionalen, sozialen und medizinischen Aspekte für Sie bedeutet
		Überlegen Sie, welche Ängste und Zweifel die Angehörigen des Organspenders haben könnten
	Die Situation der Organentnahme analysieren	Stellen Sie Vermutungen auf, welche Aspekte der postmortalen Organspende für Sie und die Angehörigen besonders emotional sein könnten. Überlegen Sie, welche Handlungsschritte der Organentnahme für Sie emotional herausfordernd sein könnten
		Stellen Sie Vermutungen auf, wann Sie bei einer Organentnahme möglicherweise in einen ethischen Konflikt geraten könnten
		Überlegen Sie, welche Gefühle die Vorahnung der Organentnahme bei Ihnen auslöst
		Reflektieren Sie, wie das Team bislang emotional mit Organentnahmen umgegangen ist und wer Ihnen zur emotionalen Unterstützung zur Seite stehen könnte
	Handlungsstrategien zum Umgang mit der Organentnahme ableiten und umsetzen	Erarbeiten Sie Trauerrituale, die im Team nach einer Organentnahme durchgeführt werden könnten
		Leiten Sie für sich und in Abstimmung mit Ihrem Praxisanleitenden gezielt Handlungsstrategien ab, die Sie nachfolgend bei einer Organentnahme umsetzen wollen
		Erarbeiten Sie Handlungsstrategien, wie Sie mit möglichen ethischen Konflikten umgehen und den Menschen während der Organentnahme als Ganzheit betrachten können
		Überlegen Sie, wie ein würdevoller Abschied für die Angehörigen nach ihren Wünschen gestaltet werden kann
		Verschriftlichen Sie Ihre Handlungsstrategien

(Fortsetzung)

Tab. 6.7 (Fortsetzung)

Reflektieren	Durchgeführte Handlung und das eigene Erleben dabei reflektieren	Reflektieren Sie *schriftlich* unmittelbar nach der Situation Ihr Erleben, indem Sie folgende Fragen beantworten: Wie habe ich mich während der gesamten Situation gefühlt? Inwieweit habe ich einen ethischen Konflikt erlebt? Inwieweit ist es mir gelungen, den Menschen bei der Organentnahme als Ganzheit zu betrachten? Inwieweit ist mir die emotionale Vorbereitung auf die Organentnahme gelungen? Wie leicht bzw. schwierig war es für mich, die Handlungsstrategien und/oder Trauerrituale umzusetzen? Wie haben die Angehörigen auf mein Handeln reagiert? Inwieweit bin ich von meinen geplanten Strategien abgewichen und warum? Wie bewerte ich insgesamt mein Handeln in Bezug auf die Organentnahme? Was würde ich beim nächsten Mal anders machen?
		Reflektieren Sie die erlebte Situation noch gemeinsam mit Ihrem Praxisanleitenden

Literatur

Deutscher Berufsverband Anästhesietechnischer und Operationstechnischer Assistenz (2022). Deutscher Ethikkodex Anästhesie- und Operationstechnischer Assistenz. https://ata-ota.org/ethikkodex_ataota/. Zugegriffen: 30. Nov. 2024.

Deutsche Stiftung Organtransplantation (2023). Jahresbericht. Organspende und Transplantation in Deutschland 2023. https://www.dso.de/SiteCollectionDocuments/DSO-Jahresbericht%20 2023.pdf. Zugegriffen: 12. März 2025.

International Council of Nurses (2021). Der ICN-Ethikkodex für Pflegefachpersonen. https://www.wege-zur-pflege.de/fileadmin/daten/Pflege_Charta/Schulungsmaterial/Modul_5/Weiterfu%CC%88hrende_Materialien/M5-ICN-Ethikkodex-DBfK.pdf. Zugegriffen: 30. Nov. 2024.

Kuckeland, H., & Schneider, K. (2016). Schulnahe Curriculumentwicklung in der Pflegeausbildung. *Unterricht Pflege, 21*(3), 2–15.

Kuckeland, H. (2020a). Glossar: Begriffe der Curriculumentwicklung. *Unterricht Pflege, 25*(2), 51–59.

Kuckeland, H. (2020b). Mikroebene: Konkrete Gestaltung einer generalistischen Lernsituation – Menschen mit herausforderndem Verhalten bei der Körperpflege unterstützen. *Unterricht Pflege, 25*(3), 36–53.

Kultusministerkonferenz (2021). Handreichung für die Erarbeitung von Rahmenlehrplänen der Kultusministerkonferenz für den berufsbezogenen Unterricht in der Berufsschule und ihre Abstimmung mit Ausbildungsordnungen des Bundes für anerkannte Ausbildungsberufe. https://www.kmk.org/fileadmin/veroeffentlichungen_beschluesse/2021/2021_06_17-GEP-Handreichung.pdf. Zugegriffen: 12. März 2025.

Kuckeland, H. (2020). Mikroebene: Konkrete Gestaltung einer generalistischen Lernsituation – Menschen mit herausforderndem Verhalten bei der Körperpflege unterstützen. *Unterricht Pflege, 25*(3), 36–53.

Müller, K. (2009). *Lernaufgaben für die praktische Pflegeausbildung. Aufgaben. Instrumente. Pädagogische und didaktische Hinweise.* Cornelsen.

Schneider, K., & Hamar, C. (2020a). Meso- und Mikroebene: Allgemeiner Handlungsleitfaden zur Entwicklung von Curricula für die generalistische Pflegeausbildung. *Unterricht Pflege, 25*(2), 18–50.

Schneider, K., & Hamar, C. (2020b). Mikroebene: Handlungsleitfaden für die Konstruktion von Lernsituationen mit ihren Lehr-Lern-Arrangements. *Unterricht Pflege, 25*(3), 2–35.

Schneider, K., & Hamar, C. (2020c). Mikroebene: Ein Formblatt für Lern- und Arbeitsaufgaben für die generalistische Pflegeausbildung. *Unterricht Pflege, 25*(3), 61–63.

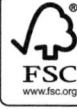

MIX
Papier aus verantwortungsvollen Quellen
Paper from responsible sources
FSC® C105338

If you have any concerns about our products,
you can contact us on
ProductSafety@springernature.com

In case Publisher is established outside the EU,
the EU authorized representative is:
**Springer Nature Customer Service Center GmbH
Europaplatz 3, 69115 Heidelberg, Germany**

Printed by Libri Plureos GmbH
in Hamburg, Germany